LES MALADIES

et leur Traitement

PAR LA

DOSIMÉTRIE

Dr C. BOUGLÉ
Médecin-Dosimètre aux Brenets (Suisse)

SIXIÈME ÉDITION

1 Fr.

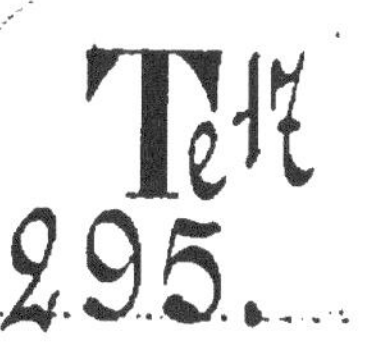

CHAMBÉRY
MÉNARD, RUE JUIVERIE, HÔTEL D'ALLINGES

1891

LES MALADIES

et leur Traitement

PAR LA

DOSIMÉTRIE

Dr C. BOUGLÉ
Médecin-Dosimètre aux Brenets (Suisse)

SIXIÈME ÉDITION

CHAMBÉRY
IMPRIMERIE MÉNARD, RUE JUIVERIE, HÔTEL D'ALLINGES

1891

AVANT-PROPOS

Depuis douze ans j'applique la **Dosimétrie** aux malades, après l'avoir essayée sur moi-même, et à peu près tous ont été satisfaits des résultats obtenus. Souvent ces résultats ont été merveilleux, quelquefois ils ont été extraordinaires, ce qui explique le nombre toujours croissant des malades qui viennent, souvent tardivement à nous, mais jamais avec regret. Nous connaissons des personnes qui ont témoigné de l'incrédulité, de la défiance à notre égard et qui, par la fatalité de *circonstances imprévues*, sont venues à nous, en désespoir de cause, gentiment, poliment, et ces personnes n'ont jamais eu motif de s'en plaindre. Je sais que les distances dénaturent bien des choses, mais si j'ai quelque chose à regretter, ce n'est point d'avoir déplu à ces gens sans esprit, sans vergogne. Tous ceux qui ont fait chorus avec quelque sot ou fat *en droit*, pauvre avocat épineux, aujourd'hui inconsidéré et sans cause (1), ont fini par se désabuser : Il y en a beaucoup qui ont crié noir et qui chantent aujourd'hui blanc. Les francs aveux que je reçus en sont la preuve, car ceux qui me connaissent savent me juger. J'ai toujours traité les malades consciencieusement, en mettant toute l'application possible à découvrir les causes de leurs maux et à les combattre le plus rapidement possible. J'ai traité de nombreux malades dans toutes les classes sociales, des princes aux plus simples ouvriers, et je les ai tous traités, sans distinction, avec la même aménité, avec le même dévouement. Peut-être est-ce à cette manière d'agir que je dois d'avoir une réputation solide et étendue, ma devise étant que : « Devant la maladie comme devant la mort, tous les hommes sont égau[illegible] deux états doivent faire trêve à la ran[illegible]e.

Les fureurs de quelques journalistes ivrognes ou fous et de quelques médecins incapables ou indifférents n'empêcheront jamais la lumière de percer les plus épaisses ténèbres, ni la *vérité* de

---

(1) « Quiconque, a dit dans un procès célèbre M. Coleridge, « chief-justice d'Angleterre, au risque de passer pour diffa- « mateur, dénonce les crimes ou les délits des hommes pu- « blics, a bien mérité du pays. » C'est pour m'être inspiré de cette idée que je me suis créé des ennemis, dont l'un, Bichet, est mort fou l'an dernier. *Tout est bien qui finit bien.*

leur crier : Arrière ! trompeurs de l'humanité ! massacreurs d'organismes ! Vous n'êtes que des perturbateurs, violateurs des lois de la *Nature!* En effet, examinez de près l'état des choses actuelles ; c'est partout la même chose : *L'erreur*, *la fourberie*, *le mensonge*, *la jalousie*, *l'égoïsme* qui, sous couleur de DÉMOCRATIE, enivrent les peuples de fausses promesses, de théories incomprises et invraisemblables.

On peut appliquer à la société actuelle ces paroles de Glocester : « L'amour se refroidit, l'amitié s'altère, les frères se divisent ; émeutes dans les cités, désordres dans les campagnes ; dans les palais, trahisons ; rupture entre le père et le fils. »

De soi-disant philosophes-libéraux jettent à tous les vents l'idée d'une *fraternité*, d'une *liberté* ridicules ; ils insinuent à la plèbe crédule qu'ils peuvent lui ouvrir les portes du bonheur et ces théoriciens gouailleurs, amis de tout, excepté de l'ordre, cachent souvent une âme pseudo-philosophique sous l'habit d'un vulgaire escroc. On voit souvent ceux qui excitent les autres à la révolte, bénéficier des troubles produits et avoir la prudence d'éviter tout danger. On remarque même que ceux qui crient le plus fort sont généralement les plus lâches. La philosophie me paraît impuissante à procurer l'idéal que rêvent les peuples.

Le plus grand des réformateurs, Gautama Boudha, déifié dans les Indes, a dit : *Le secret des misères humaines, c'est l'ignorance.* Pour obtenir le bonheur réel, il faut porter son esprit vers la théosophie, dont le but est la *recherche de la vérité et le soulagement des maux* qui accablent l'humanité. C'est le bien cherchant à détruire le mal. Imbu de ces idées, vieilles comme le monde et pourtant neuves dans leurs formes, je poursuis le but que je me suis proposé, m'inquiétant fort peu de malveillances calculées.

Ma devise étant : *Faire pour le mieux et laisser dire ;* sur elle, je base tous mes actes. Initié aux mystérieuses évolutions de la *nature humaine*, je poursuis mes études sans regret du passé, sans inquiétude de l'avenir. Je suis un de ces tributaires de la nature que les révoltes et même les révolutions n'intimident pas; je les aime beaucoup les révolutions parce qu'elles suivent la voie du progrès et qu'il ne peut y avoir un seul changement sans elles, dans un ordre quelconque.

La Dosimétrie est la dernière révolution dans le domaine médical ; à ce titre, je l'aime comme moi-même, parce qu'elle est une *force*, une *puissance* incomparables, un auxiliaire utile, indispensable au bien-être des humains. Je lui consacre toute mon application, tout mon temps ; à elle, je sacrifie toute l'attention de mon esprit et j'en suis heureux, la récompense de mes efforts étant chaque jour renouvelée par de nouveaux témoignages.

Des personnes — esprits étroits, sceptiques — veulent insinuer à des malades que notre méthode est un arsenal de poisons et qu'ils sont traités par le MERCURE. A ce sot langage, il serait plus sage d'opposer le plus méprisant silence, mais beaucoup de malades, désireux de guérir, hésitent encore à employer la DOSIMÉTRIE à cause de ces méchantes insinuations.

Voici quelques témoignages propres à dissiper tous les doutes concernant ma personne et le système que j'emploie.

Fragments d'une lettre du docteur Ch. Guillaume, DIRECTEUR DE L'INSTITUT DYNAMOTHÉRAPIQUE DE PARIS :

« M. L..., mon ami, m'a communiqué vos
« brochures que j'ai lues avec *grand intérêt*. Mais
« je relève dans l'une d'elles un point qui, depuis
« longtemps me préoccupe fort : Devons-nous,
« oui ou non, prescrire le mercure dans la
« syphilis — *et alors, par quoi pouvons-nous le*
« *remplacer?*

« Connaissant votre aménité habituelle, etc. »

Cette lettre démontre formellement que je

n'emploie jamais le mercure, même au traitement des maladies secrètes.

Les granules ne contiennent d'autres principes que ceux énumérés sur les tubes. Les personnes qui en douteraient, pourront faire analyser quelques granules.

Attestation délivrée par C. Berhens, *ex-pharmacien-chimiste à Lausanne* :

« Je dois déclarer, pour le bien de l'humanité, « que *je suis surpris* des effets obtenus par la « Dosimétrie. J'ai été témoin du cas ci-dessus « (guérison en quelque 48 heures d'un rhumatisme « subaigu). Le docteur Bouglé a aussi obtenu, *à « mon grand étonnement*, la guérison en quel- « ques heures d'une péritonite aiguë chez une de « mes voisines ; c'est pour ces raisons, etc. »

Fragments d'une lettre du docteur G. Han, de Marseille :

« J'ai lu avec beaucoup d'intérêt votre petit tra- « vail sur le traitement des maladies réputées « incurables, et je vois avec plaisir que vous *trai- « tez en maître* ou plutôt *en dosimètre de premier « ordre* vos malades, etc. »

Un personnage de Paris, dans une haute situation, ayant ses entrées libres aux ministères, m'écrivit dernièrement :

« Un de mes amis, de retour de Suisse où il fit
« ses achats de montres, entendit parler si élo-
« gieusement de vous, comme faisant des cures
« merveilleuses, que je vous prie de m'envoyer
« quelques-unes des brochures que vous envoyez,
« m'a-t-il dit, à vos clients. »

Ce personnage est aujourd'hui un de mes clients.

M. Landrin, ex-président de la Société de thérapeutique dosimétrique de Paris, m'écrivit à la date du 30 juin 1890 :

« J'ai reçu avec beaucoup de plaisir votre ou-
« vrage : « Les Maladies et leur traitement
« par la Dosimétrie ». J'en ai fait la lecture
« de la première à la dernière ligne. C'est une
« œuvre utile ; j'espère qu'il en résultera, pour le
« public et pour vous, tout le bien que mérite ce
« travail. C'est clair, pratique et vrai, etc. »

Un pasteur du canton de Berne m'écrit :

« Je suis émerveillé du résultat obtenu, par vos
« soins, sur les deux malades que vous avez
« traités, etc. »

Fragments d'une lettre du Dr Albrecht, professeur à Neuchâtel :

« J'ai l'intention d'envoyer des remèdes dosi-
« métriques à ma vieille mère, qui souffre d'un
« catarrhe de vessie depuis bien des années. Elle
« supporte mal des drogues comme la teinture de
« chanvre indien, la morphine, et le seul dras-
« tique qu'elle ait pu prendre, l'huile de ricin,
« commence à la fatiguer. Je tiens donc à essayer
« le traitement que vous conseillez dans votre
« brochure, etc., etc. » (La brochure en question était : « Le traitement des maladies réputées incurables »).

Enfin, parmi les nombreuses lettres du maître, le professeur Burggrœve, je relève ces lignes de l'une d'elles : — « Mon cher docteur, j'ai reçu
« votre carte à laquelle je veux répondre en vous
« souhaitant toutes sortes de prospérités pour
« vous et la *cause sainte* dont vous vous êtes fait
« l'apôtre en Suisse.

« Je parle de la Dosimétrie.

« J'ai besoin de rallier autour de moi les adeptes
« désintéressés.

« Croyez, etc.

« Dr Burggrœve. »

Je possède des milliers d'attestations élogieuses

Pourquoi les malades, après ces preuves, hésiteraient-ils à nous consulter, sachant que des professeurs, des médecins, des pharmaciens, n'hésitent point à demander nos conseils ?

On vous parlera peut-être de *poisons!* Sachez donc que celui qui mange trop, peut en mourir, que ceux qui boivent trop *d'eau, de vin*, *d'alcool, d'absinthe*, etc., peuvent s'empoisonner.

Toute substance, non toxique à doses convenables, devient poison quand elle est ingérée sans prudence ; mais on n'y songe pas par habitude, longtemps contractée, de son usage. Bien mieux, notre corps est saturé de poisons violents qui demandent, pour se développer et exercer leurs terribles effets, un état anormal ; ils produisent alors les maladies, et *ces alcaloïdes,* de tout organisme animal, sont connus sous le nom générique de *ptomaïnes.* Ce sont les *putréfacteurs*, les désorganisateurs de toute machine animale ; ce sont, enfin, les éléments de toute décomposition organique, étant un produit excrémentiel de la cellule vivante, ce que l'*analyse biologique* a démontré.

La maladie étant une rupture de l'équilibre vital, il est absolument nécessaire, pour le rétablir, d'opposer à la maladie et à ses causes des agents puissants, seuls capables de rétablir promptement cet équilibre. L'expérience démontre souvent ce que nous venons d'énoncer ; ne voit-on pas des personnes s'empoisonner en mangeant de certains poissons frais et des molusques, ou des conserves ! L'urine chez une personne saine contient des poisons dont l'action s'exerce sur les animaux ; dans l'urine des malades, ces poisons ont une violence extraordinaire.

Ces remarques nous paraissent suffisantes pour faire comprendre aux malades combien l'étude biologique est complexe, et tous les soins qu'il est nécessaire de lui donner pour obtenir les résultats heureux que nos clients ont pu constater.

La Dosimétrie est une précieuse méthode, d'une application toujours facile et heureuse, contrairement à l'impuissante *homéopathie* et à la trop dangereuse allopathie. Quelques affections de nature spéciale, ou chroniques, demandent, il est vrai, plusieurs mois de traitement, mais ce sont des cas exceptionnels.

Des malades, atteints de maladies chroniques graves, voudraient être guéris avant d'avoir commencé le traitement ; ils font comme ces enfants qui voudraient savoir leurs leçons avant de les avoir étudiées.

Nous traitons beaucoup de malades qui viennent à nous en *désespoir de cause* et qui reviennent généralement à la santé avec une rapidité qui étonne leur entourage. Les frais du traitement, dépassant rarement 0,40 centimes par jour, sont à la portée des plus petites bourses.

Enfin, nous devons faire remarquer que les malades, par nous traités, sont généralement *des désespérés ou des abandonnés,* et pourtant la mortalité ou les insuccès ne dépassent jamais cinq pour cent.

Depuis un an que la cinquième édition de cet ouvrage a été livrée au public, j'en reçus de nombreuses demandes, et c'est pour satisfaire aux sollicitations qui me sont faites que je me suis décidé à publier cette sixième édition, faite sur un plan nouveau, qui rendra cet ouvrage utile à toute personne qui voudra le consulter.

Dr C. BOUGLE.

DE LA MÉDECINE

De toutes les sciences, la plus intéressante, la plus utile, est celle qui s'occupe à soulager les maux qui frappent souvent et même inopinément l'homme ; cette science dont le but divin est de calmer la douleur, de mettre un terme à la durée des maladies et de prolonger l'existence, c'est la **Médecine.** Née avec le premier homme, la médecine est restée longtemps stationnaire, à l'état de germe précieusement cultivé par le simple instinct de conservation, instinct développé à un plus haut degré chez les animaux que chez l'homme. Cette science, toute grossière dans le principe, devait demander des siècles et des siècles pour se développer et se perfectionner péniblement ; ce retard a été dû à deux causes principales : l'une est que les premiers hommes médecins avaient juré de ne jamais divulguer les secrets de leur art, la plus simple divulgation entraînant impitoyablement la peine de mort. L'étude de cette science ne pouvait donc se faire que par l'observation des cadavres d'animaux et des maladies sur l'homme ; les dissections du corps humain étaient interdites également, sous peine de mort, parce que les mystères de la médecine et ceux des religions furent longtemps unis par les liens les plus étroits ; celles-ci exploitèrent à leur avantage la science médicale. La deuxième cause, qui existe de nos jours, est que chaque fois qu'un mortel a voulu émettre une idée nouvelle, modifier quelque chose dans ce domaine, en un mot, s'il a pensé ou agi autrement que les autres hommes, on l'a menacé de toutes les foudres ; on l'a traité d'exalté, de faux savant et, enfin, du fameux mot qui s'applique aujourd'hui à beaucoup de monde, mais qui se trompe souvent d'adresse, **charlatan.** Lisez l'histoire de la Médecine, depuis Hippocrate seulement jusqu'à nos jours, et vous y verrez combien sont morts martyrs pour la défense et le progrès de cette science. Voilà pourquoi la *Médecine* a végété si longtemps dans l'obscurité.

Nous venons de voir que la *Médecine* fut une branche productive du domaine religieux ; les prêtres, en effet, exploitèrent avec fruit l'art de guérir, en invitant les malades à les consulter.

Les excès furent les premières causes nocives qui engendrèrent le plus de maladies ; les prêtres s'en aperçurent et, comprenant que la base fondamentale de toute médecine est l'hygiène, ils jugèrent avec raison, que l'abus et la privation sont des excès ; ils soumirent donc les uns à la diète, les autres à un régime réconfortant. Désirant que leurs prescriptions fussent remplies scrupuleusement, les prêtres-médecins entourèrent leurs formules de mystérieuses pratiques et allèrent même jusqu'à les faire dicter par des oracles. Moïse, médecin magnétiseur, ne dédaigna jamais ces moyens, qu'il employa sur l'ordre de Dieu. Chez les peuples de la Grèce et de Rome, il y avait des prêtresses chargées de rendre les oracles.

Les premiers médecins qui firent de la médecine une science raisonnée et positive, furent Hippocrate et Galien. Ce qui distingue ces deux grands hommes de l'antiquité, c'est qu'Hippocrate disait oui ; Galien, non ! Aujourd'hui, rien n'est changé depuis cette époque reculée. C'est partout le même antagonisme ; toutes les écoles se jettent le oui et le non traditionnels ; elles luttent constamment avec la même ardeur et la même rancune, se servant tour à tour, pour défense, de cet argument : *Vous avez certainement tort, parce que nous avons raison !*

Sortant d'une voie pour en suivre une autre, la **Médecine,** *par l'école officielle ou routinière*, prèche seule la *vérité* pour combattre l'*erreur*, ce qui ne l'empêche de s'embourber jusqu'à disparaître dans cet état de confusion où nous la retrouvons aujourd'hui et d'où cherche à la retirer la **Dosimétrie,** qui, toute naturelle, est armée des flambeaux de la vie.

De nos jours, beaucoup d'esprits obtus, qui disent encore sans rougir : *Périsse l'humanité plutôt que le principe*, se réjouiraient de voir la *Médecine* comme au beau temps de Molière, dont l'animosité, si bien justifiée contre les médecins de son temps, fut en partie éteinte par le célèbre Boileau. En jetant un rapide coup d'œil sur le passé de la Médecine, on constate que, jusqu'au XIVe siècle, les médecins ne connurent l'anatomie de l'homme que de nom. (Il faut en excepter quelques dissections secrètes.) Ce fut dans le XVIIe siècle que l'illustre Harvey découvrit la circulation du sang ; avant lui, on ignorait son rôle. A partir de cette époque mémorable, le champ de l'observation et des recherches fut librement ouvert aux savants, dont quelques-uns sont célèbres dans l'histoire de la Médecine, tels que : Vésale, le père de l'anatomie ; Ambroise Paré, le père de la chirurgie ; Jenner, qui, le premier, inocula le vaccin ; Dupuytren, etc.

Les praticiens de l'époque dont nous parlons disaient avec fierté : *Que des maux, l'art fait le domaine!* et, défenseurs de l'obscurantisme, les docteurs Purgon, Balsis, Macroton ; les Sganarelle et les Diafoirus du temps passé et du temps présent, il y en aura toujours, affirment qu'*il vaut mieux mourir selon les règles que de réchapper contre les règles*, ce qui revient à dire : *Périsse le principe plutôt que la routine.* C'est encore le langage que tiennent de nos jours beaucoup de médecins ; ceux qui n'osent le dire n'agissent pas moins selon les règles élémentaires de la plus vieille routine. Et ce sont les pauvres malades qui paient les frais d'une négligence si coupable, n'osant même pas se plaindre trop fort. Ils ont peur de ces médecins aveugles, routiniers, et ils ne peuvent pas plus s'en passer que du boulanger !

LES SPÉCIALITÉS

En examinant, sans parti pris, l'état actuel de la Médecine, on remarque que cette science a fait des progrès sensibles ; la chirurgie (1) surtout, qui est la seule spé-

---

(1) Les chirurgiens sont de fameux spécialistes ; mais, emportés par l'ardeur de couper, de supprimer, ils font souvent des mutilations magnifiques de réussite, mais inutiles.
Demandez aux chirurgiens de Lausanne s'ils ne sont pas trop habiles à saigner un malade en quelques heures, à la suite d'une opération maladroite, sur un homme vigoureux,

cialité admissible de la médecine, a fait, depuis un demi-siècle, des progrès surprenants ; il est vrai qu'elle a profité largement des perfections de la mécanique, mais voici une remarque fort curieuse : plus on marche en avant et plus on constate que les malades ont des tendances à vouloir se passer du médecin. Cette anomalie est due aux causes suivantes :

Beaucoup de médecins, adoptant un système particulier qu'ils modifient selon les circonstances, trouvent généralement le traitement de leurs confrères mal appliqué ; pour eux, il eût été préférable d'employer *ceci*, de faire *cela*. Les divergences d'opinions des médecins sont nombreuses et malheureusement fatales aux malades ; il ne faut pas chercher bien loin dans l'histoire pour

---

maire de la commune de M... (Doubs) ? Si cet homme n'eût pas été se faire soigner à Lausanne il eût vécu cinq ou six années au moins. Ils sont décidément trop forts ces chirurgiens. Dernièrement, j'ai eu l'occasion d'examiner une fillette de 10 ans atteinte de crises épileptiformes ; conduite à l'hôpital cantonal de Lausanne, on lui fit inutilement l'opération à l'aide du trépan et, depuis, son état s'est aggravé ; cette opération, en ce cas, était stupide, il n'y avait aucune cause pour la tenter, sinon pour aggraver l'état de l'enfant.

Certain spécialiste, chirurgien à Berne, renommé et très affairé, faisant de son art une question d'argent surtout, inscrit tous ses clients en les informant qu'il leur écrira plus tard ; mais cette rubrique n'est qu'une feinte permettant à l'honorable praticien de prendre, sur ses clients, des renseignements au point de vue pécunier ; si le client est pauvre, son opération est renvoyée aux calendes grecques, s'il peut verser 300 francs, alors, on lui fixe une date. Soyez malades, soyez infirmes, mais ne soyez jamais pauvres ! On dit bien que *pauvreté n'est pas vice* ; mais, pour certain chirurgien, les deux termes sont équivalents. Pauvre humanité que fais-tu de **la Charité**, de **l'Amour** et de **la Fraternité ?**

trouver des faits. Le premier que je choisis est la mort retentissante de Frédéric III. Les célèbres professeurs appelés auprès de l'illustre malade se traitèrent d'*ignorants, maladroits, malhonnêtes, comédiens, ivrognes, charlatans*, etc. ; Mackenzie, le docteur anglais, affirme qu'un professeur renommé de Strasbourg, appelé pour ausculter le royal malade, *prit le foie pour le poumon droit !*

Une pauvre mère de Chaux-de-Fonds m'écrivit ceci : « Ma fille est morte le... je fis faire l'autopsie et « tous les organes étaient sains ; elle avait une poche « adhérente au foie qui contenait six litres de pourri- « ture *(sic)*. Elle est morte à l'âge de seize ans et cinq « mois, et, depuis l'âge de onze ans, on l'a traitée sans « connaître sa maladie, etc. »

Tout récemment, une malade m'écrivait : « Mon « docteur m'a toujours déconseillé les remèdes pharma- « ceutiques internes... Un nouveau médecin (abstinent) « me traita pour gastrite et rhumatisme intercostal. Un « autre docteur me dit plus tard qu'il ne fallait pas « prendre des remèdes ; il m'envoya boire du lait « à..... etc. »

Les malades, ne sachant à quel praticien se confier, préfèrent s'en passer. Alors, on a recours aux spécialités recommandées à la quatrième page des journaux. En lisant ces annonces, à la fois mirobolantes et fastidieuses, les malades sont tentés de les essayer et nous en connaissons qui en ont fait venir de divers côtés pour des sommes énormes, sans en être mieux. On a pourtant vu la farine de pois, de lentille, de maïs et d'orge guérir un pape de l'infaillibilité. Ne voit-on pas des spécialistes attribuer toutes les maladies à un dérangement de l'estomac ; c'est sur ce raisonnement qu'une tisane exotique établit sa réputation. Grâce aux journaux, la spécialité a fait son chemin, et l'on se demande si les journalistes qui acceptent tant d'annonces mensongères, *pour faire fortune à la Bourse, pour un prêteur fictif, pour un remède merveilleux*, ne sont pas atteints de cécité morale ? En tout cas, ils partagent bien l'opinion de cet empereur romain, qui prétendait que *l'argent n'a pas d'odeur* (1) ! L'argent n'a même pas d'odeur pour les voleurs ; mais revenons aux spécialités. Il y a, en France seulement, plus de quatre cent cinquante mille spécialités. Chacune d'elle a la réputation merveilleuse de guérir tous les maux, de faire vivre indéfiniment les malades ; bientôt, on en verra pouvant ressusciter les morts ! A lire les annonces de la spécialité, c'est à croire que les sourds sont ouverts, les aveugles rendus à la lumière, les bossus et les bancals redressés ; mais ce qu'il y a par-dessus tout cela, ce sont des naïfs trompés et leur bourse curée. Tels sont les prodiges opérés par les spécialités, à la fin du XIXe siècle.

Malgré tout ce qu'on peut dire pour ou contre les spécialités qui font du bien et beaucoup de mal, elles ont porté un préjudice sérieux aux pharmaciens et surtout aux médecins ; pourtant, il est facile de comprendre qu'un remède ne peut être indifféremment appliqué à

(1) Les journalistes mettent leur responsabilité à l'abri en faisant retomber tout le mal sur les fermiers d'annonces; chacun a son avis !

l'enfant comme à l'adulte et à celui-ci comme à la femme ou au vieillard, sans distinction d'état ni de constitution.

Si les malades qui meurent chaque jour victimes de l'ignorance ou de la négligence des médecins sont nombreux, ceux qui meurent de l'abus des spécialités ne le sont pas moins.

La spécialité est connue, on en use et on en abuse ; malgré cet abus, il n'y a point de panacée universelle ; un traitement, pour réussir, devra toujours être basé sur l'état du sujet, sa constitution et son tempérament. Il ne faut pas éviter un mal pour tomber dans un plus grand ; car, si les malades ont peur des médecins, ils sont obligés de reconnaître que quelques-uns ont parfois du bon, ne serait-ce que dans les cas extrêmes. Nous ne sommes plus, heureusement, au temps d'Empiricus, et il ne faut pas croire que nous sommes au siècle de Louis XIII, qui appelait le médecin : *Un honorable bourreau ;* s'il y en a encore de nos jours, ils sont en plus petit nombre.

LA DOSIMÉTRIE

Beaucoup de personnes me posent cette question : Qu'est-ce que la **Dosimétrie ?** — La Dosimétrie est la découverte ou, plutôt, l'application la plus heureuse et la plus utile du XIXe siècle ; grâce à elle, la Médecine est quelque chose ; sans elle, le médecin est un *inutile naturaliste*. Il y aura tantôt vingt ans que l'immortel Burggrœve, surnommé l'Hippocrate belge, a été amené à juguler les maladies aiguës. Le professeur émérite de Gand fut souvent frappé de l'embarras dans lequel se trouve le médecin, au chevet du malade, quant à l'application du traitement et surtout des effets si variables du médicament, selon sa provenance et sa préparation. Ces deux remarques importantes firent faire un pas de géant à la thérapeutique, et c'était un véritable besoin, car il est pénible de constater la divergence d'opinions des médecins, qui les rend ennemis irréconciliables ; ils se rient au nez devant les malades, qui paient tous les frais de discussions inutiles et même scandaleuses. L'un dit oui, l'autre dit non ! Hippocrate et Galien ! Depuis ce temps-là, rien n'est changé dans l'*école officielle*. Ce sont encore les *oui* et les *non* qui sont aux prises, donnant chacun leur tour raison au *ceci* ou au *cela*. Mais celle qui est certaine d'y gagner c'est l'**anatomo-pathologie,** dans tout ce qu'elle présente de plus triste aux regards : le **cadavre,** hideux, horrible ; c'est lui qui dénoncera l'ignorance ou l'erreur de Pierre, de Paul, de Jean ou de Jacques, et Dieu sait s'ils sont nombreux les Jean-Jacques en médecine ; ils étalent leur fierté quand la **mort** a parlé.

La **Dosimétrie** est le fruit de l'expérience, qui est elle-même le fruit de l'observation ; celle-ci, il est vrai, a souvent été témoin de cruelles déceptions ; mais, ici-bas, il n'y a pas d'effet sans cause, ni de bien sans mal.

Un jour, une belle jeune fille, chef-d'œuvre des Grâces, se présenta dans le service de Dupuytren pour se faire opérer une petite tumeur anévrismale qu'elle avait au cou. L'illustre chirurgien, armé de son bistouri, eut à peine ouvert la tumeur qu'un léger bruit se fit entendre et, en même temps, la jeune fille tomba foudroyée aux pieds de l'opérateur étonné ; son entourage, tristement impressionné, manifesta sa surprise d'un dénoûment aussi brusque qu'inattendu ; mais Dupuytren, qui possédait au plus haut degré le *coup d'œil médical*, devina ce qui s'était passé ; son génie observateur fit une importante découverte, qui prévint de nombreux malheurs, en démontrant que l'ouverture d'une veine cause une mort foudroyante, si l'on ne prévient la pénétration de l'air dans le vaisseau.

Nous verrons bientôt que l'observation, en d'autres circonstances malheureuses, ne sert pas de leçon aux praticiens, malgré les sages avertissements et les salutaires conseils que leur donne la **Dosimétrie**.

On observe quelquefois des résultats qui, dans l'esprit public, font passer les médecins pour de sinistres farceurs. Dernièrement, tous les grands journaux de Paris ont signalé l'histoire dramatique d'un oncle amoureux et jaloux, poursuivant de ses feux sa nièce qu'il aimait éperdûment et qu'il surveillait continuellement ; l'ayant un jour trouvé en conversation intime avec un étranger, il tira, sur la nièce infidèle, une balle de revolver qui l'étendit sur le pavé, et le meurtrier, tournant son arme contre lui-même, s'étendit à son tour.

Les deux blessés furent conduits d'urgence à l'hôpital. — On dit que l'hôpital n'est pas fait pour les chiens, mais quand on voit le refus brutal de recevoir un malade à la dernière extrémité, on se demande si l'homme n'est pas souvent plus à plaindre qu'un chien ; je ne parle pas seulement pour Paris, la ville-lumière, quelquefois obscure, mais pour Chaux-de-Fonds et autres villes. — Et, de l'avis des médecins, la nièce était hors de danger et devait, sous peu de jours, sortir de l'établissement ; l'oncle, lui, était blessé mortellement ; son existence ne devait plus être qu'une question d'heures. Mais, contrairement à cet avis doctoral, la nièce mourut quelques jours après son entrée à l'hôpital, tandis que l'oncle, plus heureux, se porte bien.

Deux écoles se disputèrent jusqu'à ce jour la culture du champ médical et médicinal : l'une, par les masses meurtrières, l'**allopathie** ; l'autre, par les doses infinitésimales, l'**homéopathie**, qui, en ces derniers temps, a pris une autre dénomination ; on l'appelle aujourd'hui **électro-homéopathie**, qui se traduit par **électro,** *force* et **homéopathie** *rien* (1) ! C'est comme si l'on disait, la *force* en bouteille ou en pilule, avec cette différence que l'analyse du contenu de la bouteille et de la pilule ne découvre rien, ni *force* ni *principe actif.* La *force* est un effet de l'**électricité**, mais cette cause même ne peut être accumulée dans un corps non métallique et non isolé. Entre ces deux extrêmes, l'un qui tue et l'autre qui laisse mourir, ne sachant pas faire la part du feu, il fallait un intermédiaire qui est la **Dosimétrie**.

La **Dosimétrie** a pour lois fondamentales le *cito, tuto* et *jucunde* de Celse, c'est-à-dire qu'elle traite les malades *sûrement, rapidement et commodément.* Aux maladies aiguës, elle oppose un traitement aigu, c'est-à-dire un traitement rapide. Dans toute maladie aiguë, les symptômes ont une marche rapide, effrayante, comme dans le croup, la pneumonie, la pleurésie, la péritonite, la fièvre typhoïde, etc. En présence

(1) Il est plus rationnel de dire : **électro**, *force !* **homéo**, *rien !* **pathos**, *affection !* — Une force qui n'est rien pour l'affection.

de ces affections, le médecin ne doit pas perdre une minute, il n'a rien à gagner d'attendre, mais il a tout à perdre. Le Dosimètre le sait, et c'est pourquoi, loin de perdre une minute, il attaque la maladie, ne lui permettant pas de gagner un pouce de terrain sur l'économie envahie ; en un mot, il jugule ou, si vous aimez mieux, il étrangle le mal à son début.

Aux maladies chroniques, il faut un traitement chronique, c'est-à-dire un traitement modificateur, lent, approprié à chaque cas, pour chaque individu, selon son âge, sa constitution et son tempérament. Le médecin dosimètre attaque les symptômes, détruit les douleurs et prévient les lésions organiques. En cela, il suit le vœu de la nature.

Quand on est en présence d'une maladie chronique existant depuis 5, 10, 15, 20, 25 ans et plus, il est facile de comprendre qu'il ne s'agit plus de juguler ces affections, mais de les traiter rationnellement et lentement, en modifiant suffisamment l'organisme jusqu'à élimination du principe morbifique.

Ce qui fait la valeur et le mérite de la **Dosimétrie,** ce n'est pas seulement la foi solide et sincère de ses adeptes, mais surtout sa puissance et sa rapidité curatives. Ici, les œuvres suivent la foi. On n'en peut dire autant du mysticisme **homéopathique**, ni du scepticisme de la trop classique **allopathie**, qui sert avec distinction l'*anatomie pathologique* et enrichit trop généreusement les musées d'histoire naturelle de pièces pathologiques curieuses.

Cette impuissance d'un côté et cette mortalité assurée de l'autre, on fait dire au docteur Vindevogel : « Les médecins qui n'ont pas foi en la **Dosimétrie** nient le progrès et affirment que la médecine, comme science et comme art, n'est qu'une duperie. Ils devraient renoncer à ce qu'on peut appeler franchement l'exploitation de l'humanité souffrante sous le couvert du diplôme. »

Pour combattre les maladies, la Dosimétrie emploie les *alcaloïdes, métalloïdes* et les *sels*, etc., à l'état de pureté, pouvant garantir leur solubilité rapide, ce qui constitue la condition *sine quâ non* d'existence de la nouvelle méthode. Quand on appelle le docteur, il se transforme assez souvent en cuisinier ; on ne s'imagine pas ce qu'un médecin trop pressé ou trop zélé peut introduire de drogues inutiles dans un estomac. En état de maladie, l'estomac et les intestins sont de mauvais serviteurs, rebelles à l'absorption des remèdes ; les potions et tisanes sont rejetées, les pilules insolubles passent comme des corps inertes de l'estomac dans les intestins qui les expulsent sans altération, les poudres s'agglomèrent dans les intestins où elles forment des concrétions dures comme la pierre. Le fer, tel qu'on l'administre, n'est pas ou mal digéré. Pour qu'un remède soit réellement actif, il faut qu'il soit absorbé, mais il ne peut être absorbé que s'il est entièrement et surtout rapidement soluble, conditions essentielles que la **Dosimétrie** seule sait remplir. Avec la **Dosimétrie**, les empoisonnements ne sont pas à craindre, et les malades ne sont pas obligés de prendre de volumineuses pilules ou des potions écœurantes qui contiennent tant de mélanges divers, que si l'un d'eux ne guérit pas le patient, l'autre le tuera sûrement. Enfin, les malheureux malades ne sont pas exposés à prendre des doses toxiques, comme la potion du docteur F..., qui lui coûta 600 francs d'amende pour homicide par imprudence, ni d'absorber une solution contenant *vingt grammes* de base arsénicale, — l'ordonnance, formulée pour un phtisique, se trouve au Locle.

Il a été découvert, dernièrement, près de Paris, nous dit le *Petit Journal,* une importante usine pour la fabrication de la trop populaire huile de foie de morue, extraite de diverses sortes de poissons pourris et de mollusques gâtés.

Pauvres malades, si les maladies ne vous tuent pas, vous le serez sûrement avec de pareils remèdes !

Pour donner cette garantie et ces résultats, la **Dosimétrie** ne pouvait s'adresser à un droguiste, ni à l'officine d'un pharmacien, parce que ni l'un ni l'autre ne s'assurent généralement de la pureté de leurs produits. Nous avons quelquefois demandé à des pharmaciens des produits qu'un simple examen nous fit reconnaître pour être autre chose que ce que nous avions demandé.

Il fallait donc que la **Dosimétrie** s'adressât à un chimiste distingué qui ne craignît point le contrôle de ses produits qui sont préalablement essayés sur des animaux et sur l'homme ; beaucoup de *dosimètres* essayent sur eux-mêmes les principes actifs de la dosimétrie. Il y a des expériences qui font éprouver de terribles sensations ; entre autres, celles produites par le Hyaschis. Un soir j'eus l'idée d'absorber cinq grammes de cette substance, si chère aux Orientaux, et j'avoue que, pendant trente heures, je fus dans un état indescriptible ; j'étais ivre tout en me rendant compte de ce qui se passait autour de moi, et j'éprouvais de tels malaises que pour un empire je ne voudrais recommencer. Il ne faut plus être étonné si les Orientaux sont abrutis, au point d'être souvent au-dessous de la brute. Le hyaschis que j'employai venait de la maison Merck ; c'était une poudre grise dont l'odeur aromatique rappelait celle du chanvre indien. Le professeur Burggrœve, pour la réussite de son œuvre grandiose, s'assura la collaboration d'un préparateur habile, M. C. Chanteaud, et ce choix fut très heureux pour donner au système burggrœvien l'impulsion qui, depuis, s'est développée dans tous les pays du monde civilisé.

La **Dosimétrie** est un arsenal thérapeutique puissant, bien fourni, qui peut suffire largement à tous les cas pathologiques (à toutes les maladies).

La chimie moderne découvre chaque jour de nouveaux corps, dont beaucoup sont mal définis ; parmi ces corps, un grand nombre intéresse la thérapeutique, et la pharmacie a des tendances d'augmenter chaque jour le nombre déjà considérable des médicaments. Le professeur Burggrœve met, avec raison, les médecins dosimètres en garde contre cet encombrement.

Beaucoup de pharmaciens font la grimace quand on leur parle **dosimétrie ;** ils parlent de dangers et de poisons, eux qui oublient que leurs préparations offrent un réel danger. Si les malades pouvaient comprendre le service que le docteur Burggrœve leur a rendu, ils auraient pour lui une éternelle reconnaissance.

En choisissant quelques exemples, nous ferons mieux comprendre au public les précieux avantages de la méthode burggrœvienne.

Il est prouvé que les plantes médicinales ont une efficacité très variable, dépendant des lieux où on les a cueillies, du moment choisi pour les récolter et du procédé pour les conserver ; il est aussi démontré qu'une plante récoltée à l'état sauvage perd ses propriétés par la culture ; mais il est surtout important de savoir que chaque plante contient plusieurs principes actifs dont les effets sont très variables, ce qui nécessite un choix minutieux, duquel dépend le résultat que l'on veut obtenir ; quelques-uns de ces principes sont mêmes rejetés, leur emploi en médecine ne pouvant offrir que des dangers ; telle est la **digitale** *pourprée*, qui contient en alcaloïdes et en glycosides : de l'*acide digitalique*, de l'*acide digitaléique*, de la *digitaline*, de la *digitonine*, *de* l'*acide antirrhinique*, de la *digitoxine* et de la *digitaléine ;* en outre, plusieurs de ces corps peuvent encore se décomposer en d'autres corps. De tous ces principes, la **Digitaline** est le seul que la Dosimétrie emploie, et son usage demande de la prudence et de la surveillance à cause de son accumulation possible dans l'organisme.

Il y a quelques années, une jeune fille de 18 ans, soignée à Paris pour une maladie du cœur, par la teinture de digitale, mourrait subitement ; cet accident est assez commun avec la plante, tandis qu'il n'a pas lieu avec la digitaline.

De bons enfants d'apothicaires, ennemis de tout progrès et particulièrement de la **Dosimétrie**, osent l'appeler la médecine aux poisons, eux qui délivrent chaque jour, même sans ordonnance, des mélanges dangereux à base de *digitale*, d'*aconit*, de *belladone*, de *jusquiame*, d'*opium*, de *noix vomique*, etc. Ils sont magnifiques de candeur et on devrait les nommer *les archanges de* *la mort !* Comment se fait-il que le professeur Burggrœve ne soit pas mort, lui qui est à un âge où la décrépitude frappe tant d'humains plus jeunes, pourtant il possède les forces physiques et intellectuelles d'un homme de quarante ans ? C'est que l'éminent professeur a fait de son système la *base de la* **longévité humaine** qu'il a appliquée sur lui-même en prenant chaque jour, depuis tantôt vingt ans, quelques granules d'*aconitine*, de *digitaline* et d'*ars. de strychnine*, sans oublier chaque matin son sedlitz granulé. Voilà tout le mystère ! Sa méthode étant d'une application aussi simple que facile, chacun peut l'essayer, tous ceux qui imitent l'exemple du maître sont satisfaits.

Beaucoup de plantes se trouvent dans les mêmes conditions que la digitale ; telles sont, pour ne citer que les principales :

L'**aconit.** — Il y a plusieurs espèces d'aconit, dont le seul employé en médecine est l'*aconit napel*, qui contient : de l'*aconitine* amorphe et cristallisée, de la *napelline*, de la *népaline*, de l'*aconelline*, de l'*aconine*, de la *pikraconitine*, de la *japaconitine*, etc.

La **noix vomique** contient de la *strychnine*, de la *brucine*, etc.

Du **pavot** on a extrait l'**opium** qui contient : de la *morphine*, de l'*apomorphine*, de la *codéine*, de la *narcéine*, de la *narcotine*, de la *thébaïne*, de la *papavarine*, de la *laudanine*, etc.

Le **quinquina.** — L'écorce du quinquina (rouge, jaune ou gris) contient : de la *quinine*, de la *cinchonidine*, de la *cinchonine*, de la *quinoïdine*, etc.

Chacun de ces principes ayant une action spéciale,

parfaitement définie par des essais physiologiques, ne doit pas être confondu et doit être appliqué pour les cas auxquels il convient ; il importe donc beaucoup de ne pas les confondre.

Afin que le public et les malades se familiarisent avec la Dosimétrie, nous ajouterons à chaque nom d'un principe actif, énergique, sa dose toxique pour un adulte, en nous basant sur les travaux de Trousseau, Pidoux et Renterghem.

Pour les enfants de 10 à 15 ans, la dose doit être de moitié de celle des adultes ; du quart pour les enfants de 5 à 10 ans, et d'un huitième pour les enfants de 2 à 3 ans. Pour ces derniers, on calcule, d'après le dosage, le nombre de granules à faire dissoudre dans un nombre déterminé de cuillerées à café d'eau sucrée. On donne au petit malade une cuillerée à café du mélange, comme si l'on donnait un granule et à intervalles convenables. En état de maladie, le corps est beaucoup moins sensible aux effets des médicaments qu'à l'état de santé. La maladie est une résistance et le remède une puissance ; il faut que l'une des deux anéantisse l'autre.

PRINCIPAUX MÉDICAMENTS
employés en Dosimétrie.

MÉDICAMENTS QUI S'ADMINISTRENT AU DEMI-MILLIGRAMME

Strychnine. — La strychnine n'étant que très peu soluble, ses sels sont seuls employés en médecine dosimétrique.

Dose maxima pour adultes : pour une prise, un milligramme ; par 24 heures, deux centigrammes.

Les *sels de strychnine* sont des incitants vitaux par excellence ; leur action se porte sur le système nerveux ; leur emploi convient donc dans tous les cas où il y a faiblesse, inertie, paralysie partielle ou générale.

L'arséniate est indiqué contre les paralysies, les mouvements involontaires et les insuffisances nerveuses ; quand il y a spasme, on le combine avec l'*hyosciamine* pour combattre la dysphagie (difficulté d'avaler), l'asthme, la dysurie (difficulté d'uriner), la physométrie (accumulation de gaz dans la matrice, qui développe l'abdomen et produit la sensation d'un corps mobile qui peut faire croire à une grossesse). Dosage : un granule de demi-heure en demi-heure, jusqu'à effet dans la période aiguë ; cinq à six granules par jour dans les affections chroniques.

Le *sulfate de strychnine* est un excellent remède contre le mal de mer combiné avec l'hyosciamine ; dans la gastralgie (névralgie de l'estomac), la cystalgie (névralgie de la vessie), on donne avec succès un granule de chaque, de demi-heure en demi-heure, jusqu'à effet.

L'*Hypophosphite de strychnine* est un bon modificateur de la nutrition et une excellente préparation pour combattre le rachitisme, l'astéomalacie (maladie des os de la colonne vertébrale entraînant le ramollissement et la déformation des vertèbres) ; on le donne avec succès dans la chloro-anémie (pâles couleurs), combiné avec la quassine et le fer ; huit à quinze granules par jour.

Aconitine. — Dose maxima : pour une prise, un milligramme ; par 24 heures, un centigramme.

L'*aconitine* est un défervescent puissant et un calmant du système nerveux vaso-moteur. On le donne avec succès dans les pyrexies (état fébrile dans les fièvres proprement dites), pour ramener la chaleur à son état normal, contre les affections des centres respiratoires et circulatoires, contre l'inflammation du trijumeau (névralgie faciale). C'est le meilleur spécifique dans les inflammations de la gorge (stomatite, laryngite), dans les névralgies dentaires, les affections rhumatismales et dans toutes les maladies de la peau. Dans la période aiguë, on donne un granule toutes les demi-heures, jusqu'à effet ; période chronique : six à huit granules par jour.

Atropine. — Principe actif, trouvé dans la belladone et le datura stramonium. Dose maxima : pour une prise, un milligramme ; en 24 heures, quatre milligrammes.

L'*Atropine* est un calmant énergique du système musculaire. Dans les spasmes : tétanos, hydrophobie (rage), photophobie (sensibilité excessive de la lumière sur l'œil), miserere (étranglements internes ou externes); dans la gastralgie, l'entéralgie (névralgie intestinale), la cystalgie (névralgie de la vessie) ; dans les névroses : hystérie, épilepsie. L'*atropine* est, avec l'*hyosciamine*, le plus puissant dilatant, aussi convient-elle admirablement à l'usage externe et interne, pour dilater la pupille. Quatre à dix granules par jour, selon les cas.

Le *sulfate d'atropine* a les mêmes propriétés que l'atropine ; on le donne de préférence contre les sueurs des phtisiques et contre les pertes nocturnes, ainsi que dans le ptyalisme (salivation abondante). Trois à quatre granules à la fois avant le coucher.

Le *valérianate d'atropine* est indiqué pour combattre les névroses : l'épilepsie, l'hystérie, le tétanos, la nymphomanie, la chorée, la coqueluche et toute affection nerveuse. Mêmes doses que l'*atropine*.

Brucine. — Dose maxima pour une prise : un centigramme ; en 24 heures, trois centigrammes.

Incitant vital moins actif que la strychnine qu'elle accompagne. C'est un excitant du système musculaire, qui convient aux enfants atteints de bronchite capillaire de pneumonie ; au début de ces affections et à la fin, la *brucine* prévient la paralysie et active l'expectoration ;

elle est aussi indiquée contre les pertes nocturnes par faiblesse ; quand il y a spasmes, on la combine à l'atropine. Huit à quinze granules par jour.

Cicutine. — (Alcaloïde retiré de la ciguë). Dose maxima : pour une prise, cinq milligrammes ; en 24 heures, deux centigrammes.

Dans la plus haute antiquité, les propriétés toxiques de la ciguë étaient connues. Dans la Grèce, on faisait boire de la ciguë aux grands personnages condamnés à mort ; ce fut le breuvage que l'on donna au célèbre Socrate, qui, avant de mourir, demanda que l'on sacrifiât un coq à Esculape (dieu de la médecine), pour le remercier d'avoir procuré à ce grand homme une mort si douce. La ciguë des anciens étaient un breuvage composé, stupéfiant, dans lequel le suc de la ciguë entrait en faible proportion, ce qui explique la mort sans crampes ni douleurs.

La *cicutine* et son *bromhydrate* sont employés avec succès, en médecine dosimétrique, comme calmant de la sensibilité et de la contractilité ; dans les affections de la moelle épinière, dans les névralgies intercostales et l'angine de poitrine ; dans les douleurs dentaires, l'otalgie (névralgie de l'oreille), et pour calmer les douleurs du cancer. Ils calment et régularisent la circulation; le bromhydrate a une action particulièrement active dans les cris méningiques et les lançures du cerveau. Dans les affections aiguës, un granule de 1/2 heure en 1/2 heure, jusqu'à effet ; dans les cas chroniques, huit à dix granules par jour.

Colchicine. — Dose maxima : pour une prise, deux milligrammes ; en 24 heures, un centigramme.

Alcaloïde du colchique d'automne, plante bulbeuse, vulgairement appelée tue-chien. C'est un élément diurétique énergique, qui convient dans le rhumastime aigu et la goutte ; succédanée de la *digitaline*, on donne la *colchicine :* un granule toutes les demi-heures dans la période aiguë, et huit à dix granules par jour dans la période chronique.

Colocynthine. — Dose maxima : pour une prise, trois milligrammes ; en 24 heures, un centigramme.

C'est un tonique laxatif dont l'action porte sur l'intestin grêle ; il relève la paresse ou atonie intestinale, il convient donc dans les constipations opiniâtres ; il est quelquefois utile d'associer la colocynthine à la jalapine, à l'élatérine ou au podophylin. Quatre à huit granules par jour.

Esérine. (Alcaloïde de la fève de Calabarç). — N'est employée qu'à l'usage externe pour corriger les effets trop sensibles de l'atropine et de l'hyosciamine. Une ou deux gouttes dans l'œil rétrécissent la pupille trop dilatée par les mydriaques.

Gelsémine. — Dose maxima : pour une prise, quatre milligrammes ; par 24 heures, deux centigrammes.

La *gelsémine* a les mêmes propriétés que l'*aconitine*, mais beaucoup plus douce ; calmant du système nerveux vaso-moteur, elle est aussi anti-thermique et anti-névralgique. On la donne avec succès contre les névralgies faciales et la sciatique. De dix à vingt granules par jour, selon les cas.

Hyosciamine. — Dose maxima : comme l'*atropine*.

C'est le meilleur calmant de la dosimétrie parce qu'il n'irrite pas ; jointe à l'*aconitine*, l'*hyosciamine* produit le calme du cerveau et provoque le sommeil ; elle convient dans les hernies momentanément irréductibles, en faisant cesser la constriction des viscères ; on doit la prescrire dans les coliques hépathiques et néphrétiques, et toutes les fois que l'on voudra calmer une douleur aiguë ; dans la dysménorrhée, la névralgie de l'ovaire, la dysurie par spasme. Quand il y a spasme et paralysie, on la combine à l'*ars. de strychnine*. Cinq à vingt granules par jour, selon les cas. Les principaux effets physiologiques de l'hyosciamine sont de causer, à très faible dose, la sécheresse des muqueuses de la bouche et de la gorge, ainsi que la dilatation de la pupille.

Picrotoxine. — Dose maxima : pour une prise, cinq milligrammes ; par vingt-quatre heures, deux centigrammes.

C'est le principe actif de la coque du levant employée par les pêcheurs pour enivrer le poisson.

La *picrotoxine* convient dans les convulsions dues aux vers dans les intestins ou l'estomac, dans les tremblements nerveux, la vésanie, l'hystérie, l'épilepsie. Six à dix granules par jour.

Trinitrine. (Nitro-glycérine.) — Solution à 1 %. Dose maxima : cinq milligrammes par 24 heures.

Nous avons eu l'occasion de remarquer que les personnes qui portaient sur elles, pour les dégeler, des cartouches à base de nitro-glycérine, éprouvaient pendant plusieurs heures des douleurs violentes à la tête. Donnée à l'homme sain, la solution de *trinitrine* au centième, à la dose de une à deux gouttes, produit une céphalalgie intense. C'est un antispamodique énergique, qui convient particulièrement dans les troubles profonds du système nerveux : l'hystérie, l'épilepsie, la céphalalgie, les névralgies, les vertiges, l'asthme, l'angine de poitrine, la maladie de Bright, et contre les troubles des organes de la vue, de l'oreille ; dans l'anémie cérébrale, etc. Il faudrait donner la *trinitrine* à la dose de cinq à dix granules par jour, préparés à dix gouttes de solution au centième pour cent granules. Ce médicament n'a pas encore été granulé.

Vératrine. — Dose maxima : pour une prise, cinq milligrammes ; par 24 heures, trois centigrammes.

Défervescent et contro-stimulant, convient dans la pneumonie, le rhumatisme aigu et les névralgies ; on la combine avec l'aconitine pour faire tomber la fièvre. On la donne dans les irritations de la peau ; les exanthèmes chroniques (l'érythème, l'érysipèle, la roséole et l'urticaire), l'eczéma, l'ecthyma, le prurit anal et vulgaire. Elle fait disparaître promptement les démangeaisons les plus intolérables. Six à dix granules par jour.

PRINCIPAUX MÉDICAMENTS DOSÉS AU MILLIGRAMME

Acide phosphorique. — Dose maxima : pour une prise, un gramme ; par 24 heures, cinq grammes. Il convient dans les faiblesses du cerveau, dans les scléroses (indurations des tissus : du tissu nerveux, du cerveau, de la moelle) ; dans le ramollissement du cerveau, l'amblyopie (affaiblissement de la vue par une amaurose incomplète), l'amnésie (perte de la mémoire). On l'associe souvent à la strychnine. Six à quinze granules par jour.

Phosphure de zinc. — C'est la plus sûre et la plus commode des préparations à base de phosphore ; convient dans toutes les affections du système osseux, et pour combattre avec efficacité le rachitisme ; comme anti-nerveux, c'est une bonne préparation à donner dans les convulsions et doit être préféré dans tout les cas qui demandent l'emploi de l'acide phosphorique. Dix à trente granules par jour.

Adonidine. — Succédanée de la *digitaline*, l'*adonidine* est un glucoside cardiaque et diurétique qui régularise les battements du cœur ; elle augmente la pression artérielle et la quantité d'urine, sans présenter les phénomènes d'accumulation de la *digitaline* qui restera, malgré tout, le calmant et le régulateur par excellence du cœur. Six à douze granules par jour.

Apomorphine. — Calmant narcotique dérivé de la morphine ; puissant contro-stimulant, non irritant. Convient aux enfants dans les bronchites, les catarrhes, la pneumonie et toutes les fois qu'il y a encombrement des voix respiratoires.

Un granule toutes les demi-heures, jusqu'à effet.

Arsenic. — Les sels d'arsenic (arséniates de soude, de fer, d'or, de manganèse, d'antimoine, de potasse, de quinine ; iodure d'ars, acide arsénieux) sont reconstituants et antiputrides. — Dose maxima : pour une prise, cinq milligrammes ; par 24 heures, deux centigrammes.

Que les personnes qui redoutent de prendre des préparations à base arsénicale sachent bien que ces préparations sont inoffensives quand elles sont sagement administrées. Il y a des peuplades qui absorbent de l'arsenic pour augmenter leurs forces et la fraîcheur (lisez beauté) du visage. L'*acide arsénieux* augmente la rutilance du sang ; il convient dans les fièvres rebelles, les maladies de la peau, l'anémie, l'hypochondrie. Dans la période aiguë, un granule toutes les demi-heures ; dans les affections chroniques, cinq à dix granules par jour.

L'*arséniate de potasse* convient dans les faiblesses musculaires comme nutritif des muscles. Les différents arséniates peuvent être combinés selon les cas. Mêmes usages et mêmes doses que l'acide arsénieux.

Caféine et ses sels (arséniates, citrate, bromhydrate, valérianate). La *caféine* et ses sels ont une action spéciale sur le cerveau, soit pour l'exciter, le tenir en éveil ou le calmer. Ces préparations conviennent contre la torpeur du cerveau, la vésanie, contre les coups de soleil, la somnolence et dans la migraine. Un granule toutes les demi-heures, jusqu'à effet, dans la période aiguë ; six à dix granules dans les affections chroniques.

Codéine.— Dose maxima : pour une prise, cinq centigrammes ; par 24 heures, quinze centigrammes.

Calmant non irritant ; produit un bon effet sur le système nerveux. C'est la base de beaucoup de spécialités recommandées contre la toux et les maladies de la poitrine. On donne la *codéine* avec l'iodoforme dans les irritations des bronches et des poumons. Cinq à douze granules par jour.

Cocaïne. — Stimulante, stomachique, la cocaïne et son sel (le *chlorhydrate)* sont calmants et nutritifs ; ils abolissent la sensibilité des muqueuses sur lesquelles on les applique. Ils conviennent dans l'apepsie, la dyspepsie et, en général, dans les différents troubles de l'estomac ; combinés aux sels de fer, ils conviennent pour combattre la chloro-anémie. Huit à quinze granules par jour. La cocaïne est un bon anesthésique de l'œil qui ne trouble pas l'accommodation visuelle.

Cubébine.— Neutralisant ; convient dans les maladies des organes génitaux urinaires, pour combattre les écoulements. De trente à soixante granules par jour.

Cyanure de zinc.— Dose maxima : pour une prise, un centigramme ; par 24 heures, cinq centigrammes. Convient dans les névralgies, les convulsions. Cinq à huit granules par jour.

Digitaline *amorphe* (éliminant diurétique).— Dose maxima : pour une prise, deux milligrammes ; par 24 heures, un centigramme.

La *digitaline* est par excellence le calmant et le régulateur du cœur et de la circulation ; elle agit sur le cœur, comme l'opium sur le cerveau ; les fièvres, les inflammations, les palpitations, l'atonie du cœur, les hydropisies et les affections éruptives aiguës réclament son emploi. Elle fait tomber le pouls et ramène la chaleur à son état normal. Un granule toutes les demi-heures, dans la période aiguë ; dans les maladies chroniques, cinq à huit granules par jour.

Daturine. — Dose maxima : pour une prise, deux milligrammes ; par 24 heures, huit milligrammes.

Tout le monde sait que les cigarettes dites *anti-asthmatiques* sont à base de feuilles du *datura stramonium ;* cette plante est en effet un bon médicament pour les asthmatiques, mais son principe actif, la daturine, est beaucoup plus active, plus sûre et plus efficace; elle modifie les sécrétions, calme le spasme et les douleurs ; elle convient dans les cas d'incontinence d'urine, de constipation, de névralgie, sciatique, rhumatisme et dans les congestions. Quatre à huit granules par jour.

Elatérine. — Diurétique comme la *digitaline*, on emploie l'*élatérine* comme hydragogue dans les hydropisies essentielles ; on la donne aussi pour vaincre la constipation opiniâtre ; mais, dans ce cas, son emploi demande de la prudence. Quatre à huit granules par jour.

Emétine (éliminant expectorant).— C'est un vomitif très doux, qui ne fatigue pas les enfants comme l'émétique et le sirop d'ipéca, aussi convient-il au traitement des maladies de la première enfance. On la donne dans la gêne respiratoire, dans le croup, la bronchite capillaire, la pneumonie. Un granule de quart d'heure en quart d'heure, de demi-heure en demi-heure ou d'heure en heure, selon le cas, jusqu'à effet.

Evonymine (diurétique, laxatif et expectorant). — Se donne dans l'embarras des voies respiratoires et digestives ; contre le catarrhe pulmonaire, la dyspepsie et la constipation. Six à huit granules par jour.

Hydroferrocyanate de quinine (toni-défervescent). — Cette triple combinaison se donne dans les fièvres pendant la période d'apyréxie, jusqu'à l'heure de l'accès, dans toutes les maladies d'accès comme les névralgies. Pour obtenir un meilleur et plus rapide résultat, on le combine, dans ce cas, à l'iodhydrate de morphine, on l'emploie surtout dans les inflammations scrofuleuses, notamment celles des yeux avec photophobie, conjointement avec l'hyosciamine. Pendant la période aiguë, on donne quatre à cinq granules d'*hydroferrocyanate de quinine* à la fois ; dans les affections chroniques, huit à dix granules par jour.

Hématine. — Principe ferrugineux du globule rouge du sang. Dans le traitement de l'anémie, de la chlorose et de la chloro-anémie, quelques praticiens font, avec succès, des injections hypodermiques d'hémoglobine. L'*hématine* est donc un reconstituant naturel du sang et, à ce titre, peut se donner aux malades à la dose de 8 à 15 granules par jour.

Hydrastine.— Bon fébrifuge et hémostatique dans les métrorragies (hémorragies de la matrice). C'est un tonique qui augmente les sécrétions des muqueuses. On donne ce produit avec avantage dans le catarrhe de l'estomac causé par l'abus de l'alcool dont il fait disparaître le pressant besoin que ressentent les alcooliques pour cette funeste liqueur. L'*hydrastine* est une excellente préparation dans les affections syphilitiques de la bouche et de la gorge. Huit à dix granules par jour.

Iodoforme. — Dose maxima : pour une prise, dix centigrammes ; par 24 heures, quarante centigrammes. C'est un calmant anesthésique qui convient dans la dernière période de la phtisie pulmonaire et dans toutes les maladies de lymphatisme. Son action est très douce. Dix à vingt granules par jour. Il purifie l'haleine fétide, corrige l'ozène. L'iodoforme est d'un usage fréquent dans le traitement des plaies de mauvaise nature ; son odeur dénonciatrice, pénétrante, a fait faire plusieurs formules pour masquer son odeur ; pour cela on le mélange à du camphre, à de l'acide phénique ou du myrtol.

Iodol.— Plusieurs praticiens recommandent l'emploi de ce dérivé antiseptique, aussi puissant que l'iodoforme, dont il n'a pas les propriétés toxiques ni la désagréable odeur. Mêmes usages et mêmes doses.

Jalapine.— Excitant du gros intestin dont il relève la torpeur. Mêmes usages que l'*élatérine*.

Juglandine. — Principe actif amer, tiré du noyer commun. Bon vermifuge pour les enfants. C'est aussi un excellent dépuratif et antisyphilitique. Dix à vingt granules par jour.

Leptandrine. — Tonique et laxatif. C'est un antidiarrhétique que l'on donne dans la fièvre typhoïde, le choléra infantile et dans les affections biliaires. Huit à dix granules par jour.

Lycopine. — Narcotique astringent et antihémorragique, convient dans les toux convulsives et dans les affections biliaires. Huit à dix granules par jour.

Morphine (bromhydrate, chlorhydrate, iodhydrate, sulfate). — Dose maxima : pour une prise, trois centigrammes ; par 24 heures, dix centigrammes.

Les sels de morphine sont de précieux calmants indiqués en beaucoup de cas. Ils sont utiles dans l'insomnie, les douleurs aiguës, les névralgies, l'asthme nerveux, les affections mentales, le délire nerveux, les spasmes, la dyssenterie, la diarrhée colliquative des phtisiques, la péritonite, la toux nerveuse, l'irritation des bronches, l'hémoptisie avec toux et les vomissements.

La morphine et ses sels sont contre indiqués dans les congestions, les fièvres aiguës et la grossesse. Dans les cas d'accumulation ou d'empoisonnement, faire vomir les malades et leur donner du tannin, une partie pour cent de véhicule. Dans les cas très graves, recourir à l'injection hypodermique d'atropine.

Aux enfants, on ne doit donner que la codéine, la narcéine ou l'apomorphine.

Le *bromhydrate de morphine* a les mêmes usages que le *bromhydrate de cicutine.*

Le *chlorhydrate de morphine* est un calmant presque instantané. Se donne dans les douleurs nocturnes, les névralgies dentaires, l'insomnie, les inflammations des membranes fibreuses. Quatre granules à la fois avec un gramme de chloral en potion.

Iodhydrate de morphine. — Convient dans les affections diathésiques, la scrofulose des yeux, dans la photophobie. Huit à douze granules par jour.

Le *sulfate de morphine* s'emploie particulièrement en injections hypodermiques. L'abus des injections de morphine est à l'ordre du jour ; les cas de folie et de morts subites sont fréquents.

J'ai soigné dernièrement un pauvre diable morphiné pendant huit ans, ce qui lui causa une salivation involontaire due à la paralysie des glandes salivaires ; les facultés intellectuelles furent en partie éteintes.

Pelletiérine (tannate de). — Alcoloïde du grenadier. Excellent tænifuge ; il tue sûrement le tænia solium, le tænia anthelmintique et inerme et le botryocéphale. Aux enfants, on donne deux granules à la fois au milligramme, trois ou quatre fois par jour, et aux adultes, cinquante à soixante granules au centigramme, cinq granules à la fois de cinq en cinq minutes.

Quassine. — Tonique précieux pour les personnes qui ont l'estomac délicat et paresseux ; il peut avantageusement remplacer le quinquina ; il n'irrite pas les voies digestives ; il donne de l'appétit et facilite la digestion en activant les mouvements de pétrissage. La *quassine* se donne avec succès dans les cas de dyspepsie et de faiblesse de l'estomac. On peut la combiner avec le *lactate de fer*, la *pepsine* et la *diastase*. Quatre granules à la fois avant les repas.

Scillitine (éliminant-expectorant). — Succédanée de la *digitaline*, la *scillitine* est un diurétique supérieur à la *digitaline* parce qu'elle ne s'accumule pas. C'est un excellent modificateur des muqueuses respiratoires et urinaires, qui convient dans les hydropisies, dans l'asthme humide, les catarrhes chroniques. Dans les inflammations des reins, il faut renoncer à son emploi parce qu'elle les irrite. Six à huit granules par jour.

Sel de Grégory.— Excellent calmant pour la nuit, combat l'insomnie. Prendre six à huit granules, deux à la fois, à une demi-heure d'intervalle.

Spartéine (sulfate de). -- Dose maxima : pour une prise, trois centigrammes ; par 24 heures, dix centigrammes.

La Spartéine est retirée du genêt. Son sel est recommandé comme un excellent tonique et régulateur du cœur ; son action sur le muscle cardiaque est plus prompte et plus durable que la digitaline ; on le donne dans les faiblesses du cœur pour activer ses mouvements ralentis. Il augmente la diurèse. Dix à vingt granules par jour. On pourrait granuler le sulfate de spartéine au centigramme.

PRINCIPAUX MÉDICAMENTS DOSÉS AU CENTIGRAMME

Acide tannique. — Bonne préparation qui convient dans les relâchements et les pertes blanches ; on le combine souvent avec l'*ars. de fer.* On donne aux malades dix à quinze granules par jour, un granule d'heure en heure. Pour l'usage externe, dans les écoulements vénériens et la leucorrhée (pertes blanches), on le donne en injections, cinq grammes d'acide tannique par litre d'eau.

Apiol. — C'est le principe actif du persil ; on sait que cette plante, si commune, a des propriétés anti-laiteuses et calmantes ; on en recouvre les seins de cataplasmes. L'*apiol* se présente sous deux formes : l'une, liquide, ayant la consistance et la couleur du baume tranquille ; l'autre, cristallisée, est plus active et d'un emploi commode ; on le donne avec succès dans l'aménorrhée et la dysménorrhée ; c'est un tonique et un emménagogue énergique. Dosé au centigr., on en donne huit à dix granules par jour. L'*apiol* rappelle l'odeur de la plante.

Benzoates *(d'ammoniaque, de lithine et de soude).* — Les benzoates agissent sur les urines qu'ils neutralisent ; ils conviennent dans les irritations des organes génitaux urinaires et les affections rhumatismales. Dans les affections typhoïdes, on donne de préférence le *benzoate d'ammoniaque ;* dans l'urémie (urée dans le sang, maladie de Bright) et la blennorragie, on donne les *benzoates de soude et de lithine.* Une vingtaine de granules par jour.

Bromhydrate de quinine. — Ce fébrifuge est un bon calmant, donné contre les irritations de la moelle épinière et les accès névralgiques. Il réussit aussi pour calmer les ardeurs génésiques, le priapisme et les érections douloureuses. Un granule toutes les demi-heures, jusqu'à effet.

Butylchloral (croton-chloral). — Excellent calmant anesthésique, dont l'action est plus énergique si on le donne avec l'*iodoforme.* Dix à vingt granules par jour.

Camphre monobromé. — Calmant des organes génitaux ; on le donne contre les pollutions nocturnes (spermatorrhée), avec le *sulfate d'atropine ;* il est bon contre la nymphomanie et l'hystérie. Dix à vingt granules par jour. Contre les pollutions, quatre granules à la fois avec deux granules d'*atropine,* le soir, au moment du coucher.

Carbonate de lithine. — Convient dans la goutte, les rhumatismes et la dyspepsie gazeuse. Huit à dix granules par jour.

Diastase. — C'est le digestif des féculents, se donne dans l'apepsie et la dyspepsie, seul ou avec la quassine et la pepsine. Quatre granules au moment des repas.

Ergotine. — Tonique et emménagogue, extrait du seigle ergoté dont il ne présente pas les dangers. Le seigle ergoté, on le sait, est une maladie causée par un champignon qui dégénère le grain ; employé en poudre par les sages-femmes et les allopathes, le seigle ergoté a une action désorganisatrice, qui se traduit par la gangrène de toutes les parties du corps, mais particulièrement des extrémités, et c'est pour mitiger son action nocive qu'ils donnent aux femmes, pour arrêter ou provoquer l'hémorragie utérine, le seigle ergoté dans une infusion de café. L'*ergotine* agit sur l'utérus qu'elle congestionne et prépare les règles dans les cas d'aménorrhée (privation, absence des règles), dans les dysménorrhées (règles difficiles ou douloureuses). On la donne seule ou combinée à *l'hyosciamine*. Huit à dix granules par jour. Dans les hémorragies qui suivent l'accouchement, on la donne avec *l'ars. de strychnine*. Un granule de chaque, huit à dix fois par jour.

Hélénine. — Principe actif retiré de l'aulnée, convient dans les différentes affections des bronches et des poumons : *bronchite, bronchopneumonie, oppression, asthme, phtisie pulmonaire, tuberculeuse* ou *caséeuse*. Dix à quinze granules par jour. A l'usage externe, *l'hélénine* est d'un emploi commode pour guérir rapidement les plaies de mauvaise nature que l'on saupoudre une fois par jour.

Hypophosphites *de chaux*, *de soude*. — On les donne avec succès dans les maladies du système osseux. Quinze à vingt granules par jour.

Iodures *de soufre, de fer, d'arsenic*. — Tous ces iodures sont des reconstituants dépuratifs, réels spécifiques des affections graves de la peau.

L'*iodure de soufre* convient dans le catarrhe chronique et certaines dermatoses humides ; dans le traitement du croup, on l'associe souvent au *sulfure de calcium*.

L'*iodure de fer* se donne dans l'anémie, la leucorrhée, la chlorose, la scrofulose, la phtisie, etc. Cinq granules aux deux repas principaux.

L'*iodure d'arsenic* se donne comme l'*iodure de fer*, sept à huit granules par jour.

Kermès. — Eliminant, expectorant, convient dans les affections des voies respiratoires : catarrhe, bronchite, leucorrhée, etc., six à huit granules par jour.

Lactate de fer. — Reconstituant et digestif qui se prend aux repas. Quatre à cinq granules à la fois.

Méthacétine. — Antipyrétique puissant, convient pour combattre toute fièvre à son début. Ce médicament n'a pas les inconvénients de la quinine, de l'antipyrine ni de l'antifébrine. Dans le rhumatisme aigu et subaigu avec épanchement dans les articulations, la *méthacétine* réussit très bien.

Dosage : Un granule de 1/2 heure en 1/2 heure ou de 1/4 d'heure en 1/4 d'heure.

Pancréatine. — Principe digestif succédané de la pepsine. Se donne avec succès dans l'atonie de l'estomac. Cinq à six granules à la fois aux repas.

Pepsine. — Digestif, tonique de l'estomac ; excellent digestif de la fibrine de la viande qui supplée au suc gastrique. Huit à dix granules à la fois avant les repas.

Salicylates *d'ammoniaque, de fer, de lithine, de quinine, de soude.* — Modificateurs des sécrétions, agissent sur le sang, se donnent dans les affections miasmatiques. Huit à dix granules par jour.

Santonine. — Bon vermifuge pour les enfants. Quatre à dix granules par jour.

Scoparine. — Retirée du genêt, la *scoparine* constitue un puissant diurétique. Dix à vingt granules par jour.

Sulfure de calcium. — Spécifique énergique de la diphtérie ou angine couenneuse, employé pour la première fois par le docteur Fontaine, de Bar-sur-Seine. Dix, vingt, trente granules par jour, seul ou associé à l'iodure de soufre.

Valérianates *de fer, de quinine, de zinc,* se donnent dans les maladies nerveuses : névralgies, convulsions, migraines, etc. — Huit à douze granules par jour.

Bromure de potassium. — Médicament dangereux, inusité en dosimétrie, parce qu'il produit à la longue des désordres graves, le *bromisme*, et qu'il éteint les facultés intellectuelles.

L'iodure de potassium est dans le même cas : il produit l'*iodurisme.*

QUELQUES PRÉPARATIONS UTILES

Sedlitz granulé. — Le point de départ de tout traitement dosimétrique est le lavage intestinal par un sel neutre qui n'irrite pas l'estomac ni les intestins, qui ne fatigue point les malades. Le *sedlitz granulé* dosimétrique a une action rafraîchissante très sensible sur tout l'organisme et sur le cerveau en particulier; c'est le médicament le plus rationnel et le plus utile aux malades qui ne doivent pas craindre son usage, sinon journalier, du moins fréquent. Il ne faut pas oublier que le professeur Burggrœve fait, de l'usage quotidien du *sedlitz granulé*, la base de son *système de longévité*. C'est le meilleur certificat que l'on puisse donner de cette excellente préparation dont l'action sur la bile est très grande. Dose laxative : une cuillerée à café; dose purgative, une cuillerée à soupe après l'avoir fait dissoudre dans un grand verre d'eau sucrée que l'on avale lentement, le matin, à jeun.

Le Sel marin. — Le professeur Burggrœve, travailleur infatigable malgré son grand âge, a publié dernièrement un ouvrage important sur la **Longévité**, et le vénérable **Maître** démontre que l'emploi quotidien du **Chlorure de sodium** — *sel marin, sel de cuisine* — à doses convenables, est un puissant auxiliaire pour prolonger l'existence humaine.

Quand on remarque avec quelle avidité les animaux

recherchent le sel et comme il développe l'embonpoint avec la santé, on peut croire que s'il est répandu à profusion dans la nature, c'est qu'il est réellement indispensable à l'homme. Le sel est un antiputréfacteur; il conserve indéfiniment les matières organiques que l'on en recouvre ; sa solution est un remède souverain pour panser les blessures et les plaies. Le défaut de **Chlorure de sodium** engendre de nombreuses maladies, dont la plus commune est l'*albuminurie.* D'après le professeur Burggrœve, la dose du sel de cuisine doit être de 20 grammes par jour pour un adulte.

Les personnes qui aiment les huîtres si riches en eau salée quand elles sont fraîches et qui constituent un bon remède antidiabétique, feraient bien d'en absorber une douzaine matin et soir et chaque jour. De cette façon, ce serait joindre l'agréable à l'utile, tout en suivant les règles pour atteindre la longévité dont parle avec tant d'intérêt le professeur de Gand, notre **Maître**.

Il est démontré qu'une personne se nourrissant en se privant de sel marin, ne survivrait pas deux mois à cette expérience.

Fer liquide du docteur C. Malesci, de Florence. — Beaucoup de malades débiles, anémiques, se plaignent de l'inefficacité des préparations ferrugineuses dont elles ont fait un usage inutile de longue durée. Des malades fatigués de prendre des préparations qui les constipaient et leur causaient des pesanteurs de l'estomac, dégénérant en gastralgie, ont cessé l'emploi du fer qu'elles ont jugé une préparation inutile, nuisible même à leur santé ; malheureusement pour ces malades, on leur a donné des préparations de fer insoluble, et le fer insoluble, dans l'estomac délicat, comme dans l'estomac complaisant, fait l'effet du pavé de l'ours. Pour qu'une préparation ferrugineuse soit soluble, assimilable, il faut qu'elle ne fatigue pas l'estomac le plus délicat et qu'elle soit assimilée pour donner aux globules rouges du sang, le principe tonique, régénérateur qui leur manque et que les selles ne soient pas noirâtres. Parmi les médicaments, à bases de fer, offerts au public, il y en a bien peu qui peuvent remplir les conditions que remplissent parfaitement le *fer Malesci au chlorydro-albuminate de fer soluble ;* cette préparation que nous avons eu l'occasion d'essayer, est un puissant tonique, reconstituant, qui convient à tous les malades dont l'état réclame le fer. Le sucre Chanteaud à *l'oxyde de fer* soluble est une belle préparation, également convenable.

Dose du **fer Malesci :** 10 à 20 gouttes par jour dans le vin, en mangeant, ou dans tout autre liquide ; aux enfants, on donne une dose moitié moindre.

Dose du **fer Chanteaud :** Deux à quatre cuillerées à café, dissous dans du vin ou autre liquide avant les repas.

Topique de Milan. — Ce révulsif énergique, qui ne doit pas être confondu avec les *mouches de Milan* et autres vésicatoires, convient dans les douleurs locales et dans tous les cas d'épanchements.

Liqueur antimicrobienne à base de *phénol*

absolu et *d'eucalyptol.* — En temps d'épidémie, cette préparation est très recommandable, elle peut faire avorter rapidement et même empêcher l'*influenza*, la *fièvre typhoïde*, le *typhus*, le *choléra*, etc. Cette liqueur détruit dans l'organisme les ferments et les microbes. Voici la composition de cette liqueur bienfaisante :

Liqueur de chartreuse........	1 litre
Phénol absolu................	5 grammes
Essence d'eucalyptus.........	10 grammes

Un petit verre à liqueur trois fois par jour.

PRINCIPALES MALADIES
ET LEUR TRAITEMENT

Toutes les maladies décrites ici ont été traitées avec succès par la dosimétrie.

Accouchement. — Quand il y a spasme du col utérin, on donne un granule d'*hyosciamine* tous les quarts d'heure, jusqu'à effet, pour dilater la matrice ; si, au contraire, il y a faiblesse, inertie, on donne les incitants vitaux ; l'*ars.* ou le *sulfate de strychnine* comme l'*hyosciamine*. S'il y a en même temps faiblesse et spasme, on lèvera ces deux obstacles en donnant ensemble l'*ars. de strychnine et l'hyosciamine* comme ci-dessus.

Après l'accouchement, il survient fréquemment une fièvre puerpérale (fièvre des accouchées), due à l'énorme quantité d'albumine du sang de la mère dépensée pendant la seconde moitié de la grossesse. Cette fièvre se distingue par les accès, l'épanchement séreux, les convulsions éclamptiformes, l'hydropisie générale et la miction des urines fortement albumineuses. Pour combattre cette terrible fièvre, les médecins allopathes emploient la diète et les saignées qui sont des moyens le plus souvent mortels. La dosimétrie plus méthodique attaque franchement les symptômes et éteint la fièvre en ranimant les forces chez ces malades auxquelles on donnera l'*ars. de strychnine, l'aconitine et l'hydroferrocyanate de quinine*, un granule de chaque, ensemble, de demi-heure en demi-heure.

On a cherché à diminuer et même à éteindre les douleurs de l'enfantement, et ce résultat a été atteint par les inhalations de *bromure d'éthlayle,* 6 à 8 gouttes sur un mouchoir avant chaque douleur.

Adénite. — Ce nom a été donné à l'inflammation des glandes ; elle peut être constitutionnelle ou acquise et avoir pour causes la scrofulose, la syphilis, le vaccin, etc.

L'*adénite* la plus grave est l'*adénite cervicale*, qui produit quelquefois une telle inflammation des ganglions du cou, que ces organes, indurés, causent la mort par asphyxie. Pour combattre avec succès cette affection, il faut attaquer ses causes ; le traitement général consiste à donner les *iodures d'ars.* et de *soufre,* avec *l'hypophosphite de chaux,* huit granules de chacun des deux premiers avec vingt granules du dernier, par jour.

Le traitement local consistera à badigeonner les parties indurées de teinture d'iode, ou à les enduire d'une pommade résolutive appropriée.

Age critique ou *ménopause.* — Ce nom est donné à l'époque très variable, à laquelle, chez les femmes, cesse la menstruation (les règles). Ce changement produit souvent des accidents qui peuvent devenir mortels ; l'obésité, les étourdissements et le prurit anal et vulvaire sont des accidents communs à ce changement d'état. Nous avons soigné avec succès des dames d'un âge avancé, qui étaient tourmentées par des démangeaisons, réputées incurables par l'ignorance de médecins allopathes ; les frictions, les bains de son, de soude et les remèdes anodins ne leur procuraient aucun soulagement. Les dames doivent se préparer à cette crise naturelle par l'hygiène, l'usage quotidien du sedlitz et de quelques granules d'*ars. de strychnine* et de *soude*, quatre à cinq par jour. (Voir à *maladies de l'estomac.)*

Albuminurie. — Cette grave affection est due à la perte de l'albumine du sang et à son passage dans les urines et les liquides d'épanchement, dans lesquels on la retrouve en abondance. En passant à l'état chronique, cette affection donne naissance à la maladie de Bright (dégénérescence des reins). On donne l'*ars. de fer*, l'*ars. de strychnine*, la *digitaline*, l'*ergotine*, un granule de chaque, 7 à 8 fois par jour. Au repas, quatre à cinq granules à la fois de *quassine*.

Aménorrhée *(suppression des règles)*. — Cet état est dû à diverses causes : l'anémie, l'inertie de la matrice, la faiblesse générale ; une transition brusque du chaud au froid, une vive émotion, etc. On ne peut donner ce nom à la cessation des règles à la suite de la conception, et, pourtant, nous connaissons beaucoup de personnes qui se font traiter pour *aménorrhée* et qui laissent ignorer la véritable cause de leur état. Des jeunes filles qui ont eu des relations avec des hommes mariés demandent souvent les secours médicaux ; c'est demander l'appui criminel, au moins moralement, du praticien qui, s'il feint d'ignorer la véritable cause, peut traiter pour aménorrhée une fille enceinte, cet état n'étant pas toujours reconnaissable pendant les premières semaines ; mais les médecins doivent agir avec circonspection. Nous avons entendu des hommes et des filles invoquer le scandale, l'atteinte à l'honneur, etc. Il me semble que le plus sage est de ne pas s'exposer à perdre l'honneur, qui, moralement, est toujours perdu.

Un seul cas, la vie de la femme compromise, peut décider le praticien à provoquer l'avortement. Nous avons vu des personnes qui avaient inutilement pris de la sabine, de la rhue, de l'absinthe, du safran, etc., demander un moyen plus radical, oubliant le but criminel. Sans doute, une femme compromise, au point de vue de la santé, peut être délivrée. Cette délivrance est aussi naturelle que la destruction, à tout âge, d'un fruit inutile, monstrueux, mais ce qui n'est plus le cas quand il s'agit de satisfaire les caprices de débauchés. Contre l'aménorrhée, on donne l'*ergotine*, l'*apiol*, l'*ars. de fer*, quelquefois l'*hyosciamine*. Un granule de chaque, huit à dix fois par jour.

Anasaque. (Voir *hydropisie.)*

Anémie *(chlorose, chloro-anémie, pâles couleurs).* — L'*anémie* est causée par la diminution des globules rouges du sang et par l'augmentation des globules blancs. Beaucoup de dames, de jeunes filles surtout, sont anémiques, sans que l'on songe à les soigner ; elles ont le teint pâle, elles sont colériques, capricieuses, éprouvent des maux de tête, des faiblesses, des crampes d'estomac et des pertes blanches ; elles digèrent mal et préfèrent les fruits acides, la salade. Tous ces malaises ont pour cause la pauvreté du sang, et, pourtant, on les rejette sur le compte du système nerveux qui n'est malade que par réflexion. Les jeunes filles et les dames qui sont énervées, facilement irritables, sujettes à pleurer, qui sont disposées aux idées noires, à la mélancolie, qui ont une toux sèche, nerveuse, ne doivent pas hésiter à demander les secours de la dosimétrie, qui fera disparaître rapidement tous leurs malaises. L'anémie est une maladie très commune, surtout dans les villes, et l'on traite, puis condamne, comme poitrinaires, des malades qui seraient rapidement guéris si on les soumettait au traitement reconstituant de la dosimétrie : *ars. de strychnine et de fer, hématine, digitaline,* un granule de chaque six fois par jour ; aux repas, cinq granules de *quassine* et dix gouttes de *fer Malesci* ou une cuillerée à café de *fer Chanteaud.*

Angine. — C'est le nom donné à l'inflammation aiguë ou chronique qui frappe la gorge, le larynx et le pharynx ; il y a plusieurs sortes d'*angines :*

L'*angine aiguë simple* (angine tonsillaire, amygdalite) frappe les amygdales. Prendre les *iodures de fer* et de *soufre*, l'*aconitine* et la *cocaïne*, un granule de chaque, 7 à 8 fois par jour. Gargarismes iodurés ou au chlorate de potasse.

L'*angine pharyngée* est due à l'inflammation de la

muqueuse du pharynx. Les malades éprouvent de la sécheresse avec douleurs au gosier et difficulté d'avaler. Même traitement que ci-dessus, éviter le froid, boire des boissons chaudes, émollientes.

Angine érysipélateuse (érysipèle du pharynx). — Elle est consécutive à un érysipèle de la face, dont elle présente tous les symptômes sur le pharynx, qui est d'un rouge pourpre et le siège de très vives douleurs. Même traitement que ci-dessus.

Angine couenneuse, diphtérique, pseudo-membraneuse ; **Croup**. — Voilà une terrible maladie, qui donne, avec raison, la chair de poule aux pauvres mères. quels mots durs, surtout celui de *croup !* son nom seul fait peur. Que d'infortunées mères ont vu mourir leurs bébés chéris entre leurs mains, impuissantes comme les médecins appelés au secours de ces chères créatures ; après avoir inutilement essayé les différents remèdes allopathiques, on eut recours à la brutale opération qui donne 98 % le *coup de grâce*. Et tout est fini, bien fini ! Consolez-vous, mères qui avez des enfants, la dosimétrie vous assure la guérison de vos petits malades si vous voulez les placer sous sa puissante égide.

Le *croup* a pour caractère, dans toutes ses formes, la production d'une pellicule blanche, contagieuse, transmissible par l'air, qui porte le nom de *fausse membrane*, elle se développe sur le larynx et envahit souvent les fosses nasales. Les malades ont une toux pénible, rauque, aboyante ; la face est grippée, la gorge et le larynx sont douloureux, le poul est petit ; la respiration, très difficile, est accompagnée de fièvre. Au début et à la fin de la maladie, on donne de l'émétine jusqu'à vomissement ; on donne, selon l'âge et la force des sujets, de 20 à 60 granules de *sulfure de calcium* et d'*iodure de soufre*, un granule de chaque tous les quarts d'heure. Pour combattre la fièvre, on donne l'*aconitine*, la *digitaline*, l'*hydroferrocyanate de quinine* et le *sulfate de strychnine*, un granule de chaque, toutes les heures, jusqu'à effet. Contre les spasmes de la glotte, du larynx ou de l'estomac, on administre l'*hyosciamine*. Pour réveiller l'appétit, 4 à 5 granules de quassine.

Le traitement local consiste à badigeonner souvent les parties malades à l'aide d'un pinceau trempé dans un mélange fait du jus d'un citron, de deux cuillerées à café de miel, dix gouttes d'eucalyptol et gros comme un petit pois de borax, que l'on fera dissoudre dans le mélange après l'avoir pulvérisé. Tel est le traitement simple, sûr et commode du croup et de toutes les angines graves.

Enfin, voici un nouveau traitement du **Croup**, d'après le docteur Delthil. Ce praticien a remarqué que les fausses membranes qui tapissent les voies respiratoires jusqu'aux bronches, disparaissent en quelques instants, se fondent au contact des vapeurs de goudron et d'essence de térébenthine. D'une communication faite à l'Académie de médecine de Paris, il résulte que, partant de ce principe, ce médecin a pu sauver, râlants et presque morts, des enfants considérés comme perdus, même après la terrible opération de la *trachéotomie*. Il suffit d'allumer, près du lit où repose le malade, un mélange de goudron et de térébenthine ; la chambre s'emplit d'une fumée noire et épaisse, au point que les assistants ne peuvent se voir sans être incommodés.

L'enfant aspire voluptueusement cette fumée de résine et bientôt les fausses membranes se détachent et sont rejetées sous forme de crachats visqueux qui, recueillis dans un verre, continuent à se dissoudre rapidement.

Dès que l'enfant respire librement, on lui lave la gorge avec du coaltar et de l'eau de chaux.

La guérison est radicale en deux ou trois jours au plus tard.

Je conseille ce dernier traitement contre la *coqueluche*, qui est une affection parasitaire.

Angine scarlatineuse. — Elle est consécutive à la **scarlatine** (voir ce mot à *fièvres*).

Angine syphilitique. — Elle a pour cause la syphilis (consulter l'ouvrage : *Vices du peuple*).

Angine de poitrine ou sternalgie. — Cette affection, qui est une névrose du cœur plutôt qu'une affection de poitrine proprement dite, se distingue par les caractères suivants : douleurs violentes sous la région du cœur, derrière le sternum (os unique devant la poitrine), qui s'étendent dans les épaules et le bras gauche. Les malades ont des suffocations, de l'inquiétude et une angoisse indescriptible ; ils ont enfin le pressentiment d'une mort prochaine et, en effet, après des palpitations irrégulières et des accès intermittents, les malades meurent généralement subitement. Donner contre cette grave affection : l'*ars. de fer*, de *soude*, le *sulfate de strychnine*, la *digitaline* et le *bromydrate de caféine*, un granule de chaque, 6 à 8 fois par jour.

Angine granuleuse ou papillaire (mal de gorge des ecclésiastiques, des chanteurs, des orateurs). — Cette affection est très commune chez les personnes qui fatiguent les organes phoniques par la parole, le chant et chez celles qui abusent du tabac et des liqueurs alcooliques ; elle peut être liée à un vice herpétique. Les principaux symptômes sont l'*aphonie* (voir ce mot), une respiration irrégulière, difficile et la production de granulations sur les organes irrités. Traitement : détruire la cause ; prendre du sedlitz tous les matins ; dans la journée, 8 à 10 granules d'*iodure d'arsenic*, d'*aconitine*, de *cocaïne*, ensemble. Localement : gargarismes appropriés.

Gargarisme. — Contre l'enrouement et l'irritation si commune de la gorge, les malades feront usage de la préparation ci-dessous avec succès.

Prendre 2 grammes de magnésie anglaise non calcinée, sur laquelle on versera 150 grammes de bon vinaigre de vin blanc. Dès que l'effervescence aura cessé, mais pas avant, ajoutez à cette préparation 100 grammes de sirop de framboises. Ainsi composé, le remède est prêt à l'usage. On en versera deux cuillerées à soupe dans un verre, puis l'on ajoutera une double quantité d'eau et l'on se gargarisera de quart d'heure en quart d'heure. La guérison sera obtenue rapidement.

Aphonie (privation ou extinction de la voix). — La voix peut être éteinte ou seulement voilée. Cet accident peut dépendre d'une inflammation du larynx (laryngite) ou être purement nerveux et avoir pour causes : une transition brusque du chaud au froid, une lésion organique, la paralysie des cordes vocales, etc. Traitement : combattre la cause et donner l'*acide phosphorique*, l'*ars. de strychnine*, un granule ensemble, 8 à 10 fois par jour.

Asthme. — Cette affection est due à l'inertie du grand nerf, le pneumogastrique ; des expériences physiologiques ont démontré que si l'on coupe ce nerf au niveau du bulbe rachidien, où il prend naissance, on paralyse les poumons et le cœur. Dans l'asthme, il y a donc un travail paralysant, travail d'asphyxie progressive, caractérisée par des accès d'essoufflement qui apparaissent irrégulièrement ; l'asthme n'est souvent que le symptôme d'une maladie des bronches, des poumons ou du cœur ; il est quelquefois héréditaire. Les asthmatiques ont la tête enfoncée dans les épaules, la respiration est gênée, sifflante et courte, la poitrine est large et sonore, la face est bleuâtre, ce qui prouve combien la circulation est gênée, les extrémités sont froides et l'anxiété extrême. Traitement : avant et pendant les accès, prendre *ars. de strychnine* et *l'hyosciamine*, un granule de chaque ensemble, huit à dix fois par jour. Après l'accès, prendre *colchicine* et *digitaline*, un granule de chaque, jusqu'à ce que les urines soient claires. Par la dosimétrie, nous avons guéri des malades, asthmatiques depuis plus de vingt ans.

Ataxie locomotrice. — Cette affection est caractérisée par le désordre des mouvements volontaires des membres inférieurs et par la lésion des cordons postérieurs de la moelle épinière ; dans la marche, on dirait que le malade a peur de ne pas trouver le solide. La maladie se montre le plus souvent de 40 à 60 ans, rarement avant, rarement après. Ses causes connues, les plus ordinaires, sont : le froid, l'humidité, les excès vénériens, la syphilis, etc. Le défaut d'équilibre qui existe prouve qu'il y a spasme et paralysie. Contre cette affection, il faut prendre, tous les matins à jeun, une cuillerée à café de sedlitz; dans la journée, *ars. de potasse*, *ars. de strychnine*, *d'hyosciamine* et de *bromhydrate de cicutine*, un granule de chaque ensemble, 6 fois par jour. Faire des frictions de térébenthine camphrée sur la colonne vertébrale et des applications d'électricité.

Athrepsie. — Ce mot nous vient du grec et signifie *défaut de nutrition*. C'est une affection particulière aux enfants, la mort en est le plus souvent la terminaison; elle présente les symptômes du *muguet* et de l'*entérite* compliquée d'accidents nerveux. Les enfants atteints d'athrepsie ont la peau livide, les lèvres sèches, les yeux enfoncés, les traits étirés et les parties voisines de l'anus enflammées, ils vomissent et respirent avec difficulté. Les déjections alvines sont généralement fétides; les petits malades maigrissent rapidement. Dès le début de l'affection, les enfants font entendre des cris auxquels succède un calme relatif. On remarque enfin la contraction des mâchoires en même temps que l'abaissement de la température. Traitement : détruire la cause, donner le *chlorhydrophosphate de chaux* soluble et une nourriture saine, substantielle.

Blenorragie. — De cette affection comme de toutes les maladies secrètes, nous avons obtenu des cures nombreuses et rapides et là encore la Dosimétrie prouve souvent l'inutilité des spécialités les plus en renom.

Bronchites. — *Bronchite simple* (rhume de poitrine). — Comme son nom l'indique, c'est l'inflammation des bronches ; ses causes les plus fréquentes sont le refroidissement de la peau, la respiration de vapeurs, de poussières ou de gaz irritants ; la toux est sonore, sèche et souvent quinteuse. La poitrine laisse entendre des râles secs, ronflants, puis des râles muqueux. Le traitement consiste à prendre : *codéine, aconitine* et *ars. de quinine,* un granule de chaque, dix fois par jour, jusqu'à effet ; boire des boissons chaudes, éviter le froid.

Bronchite chronique (catharre pulmonaire). — Dans cette période, les malades sont oppressés, essoufllés ; la toux est fréquente ou quinteuse, l'expectoration abondante ; les crachats, d'un blanc verdâtre, sont purulents, visqueux et transparents. La poitrine, à l'auscultation, fait entendre, quand ils existent, des râles ronflants, muqueux, disséminés dans toute la poitrine. Dans cette forme, on applique un ou deux topiques de Milan entre les deux épaules. (Beaucoup de pharmaciens, ne connaissant pas le topique, le confondent avec la mouche de Milan ; ce n'est pourtant pas la même chose.) Le matin, sedlitz granulé et, dans la journée, d'heure en heure, un granule ensemble d'*aconitine*, *vératrine*, *codéine* et *kermès*.

Bronchite capillaire (catarrhe suffocant). Si la bronchite aiguë, faute de soins, s'étend jusqu'aux dernières ramifications bronchiques (alvéoles), elle constitue la bronchite capillaire. Les symptômes sont : toux sèches, puis quinteuses, grasses ; les crachats sont abondants, écumeux, aqueux ; la respiration est difficile, sifflante ; les râles sont crépitants ; la peau est chaude. Traitement : appliquer des topiques de Milan sur le dos et la poitrine ; prendre *aconitine, vératrine, kermès, arséniate de quinine*, huit à dix fois par jour ; le soir, au moment du coucher, prendre 4 granules ensemble de *codéine* et d'*iodoforme*. S'il y a des sueurs, ajouter trois granules de *sulfate d'atropine* et deux granules de *picrotoxine*.

Bronchite chronique specifique. — Cette bronchite est la plus grave ; outre les symptômes de la bronchite chronique et de la bronchite capillaire, les désordres s'étendent aux profondeurs du tissus pulmonaire ; les bruits de souffle indiquent le travail de désorganisation qui s'opère dans les organes ; enfin, le sang mêlé aux crachats, puis des hémoptysies (voir hémorragie) sont les symptômes les plus graves de cette affection. Dans ce cas, il y a rupture de vaisseaux capillaires. Traitement : le même que celui de la bronchite capillaire, donner en plus l'*ergotine* et aux repas 4 à 5 granules de *quassine*.

Bronchorrhée (pituite).— Cette affection se distingue par l'expectoration abondante de mucosités incolores, filantes, écumeuses, ayant beaucoup de ressemblance au blanc d'œuf délayé dans de l'eau ; la *bronchorrée* est aiguë ou chronique. Les malades ont de la toux et de l'étouffement ; on entend dans la poitrine un bruit continuel dû à la grande quantité de glaires en mouvement qui encombrent les organes. Traitement : *émétine*, un granule tous les quarts d'heure, jusqu'à vomissement ; dans la journée, *kermès, ars. d'antimoine, sulfate de strychnine, digitaline*, un granule ensemble sept ou huit fois par jour ; bains de pieds moutardés.

Calculs biliaires (coliques hépatiques). — Les calculs biliaires se forment dans le foie comme les calculs uriques dans les reins ; les premiers sont formés de cholestérine (partie constituante de la bile). Les coliques hépatiques sont dues au passage de calculs biliaires dans les conduits cystique et cholédoque, qui, du foie, déversent la bile dans le duodénum ; les douleurs sont très vives et subites, elles se font sentir dans l'hypochondre droit et s'étendent souvent dans tout le côté droit du corps. Les douleurs durent tout le temps du passage du calcul dans les conduits biliaires, elles ne cessent qu'après l'expulsion des calculs qui tombent dans le duodénum.

Les allopathes emploient, au traitement de cette douloureuse affection, les injections de morphine, mais le succès est souvent négatif. Le traitement dosimétrique consiste à prendre un granule ensemble d'*ars. de strychnine*, *d'hyosciamine*, *leptandrine* et *scoparine* de quart d'heure en quart d'heure pendant l'accès. Régime herbacé ; bains ; sedlitz le matin ; quatre granules de *quassine* aux repas.

Cancer. — Le traitement local de cet affreux mal consiste en applications de compresses d'une solution d'atropine à 5 centigrammes pour un litre d'infusion de cerfeuil, ainsi que l'application d'une pommade appropriée. Les malades doivent s'abstenir de bière, de champagne ; consommer peu de pain et manger beaucoup de pommes de terre ainsi que du poisson. Le traitement interne consiste à prendre : *iodure d'ars.*, *ars. de soude* et *cicutine*, un granule ensemble, sept ou huit fois par jour, prendre également des pilules solubles au soufre et à la térébenthine de Chio. *Cancer de l'estomac.* (Voir vomissements.)

Nous avons traité avec succès plusieurs plaies carcinomateuses ainsi que des lupus voraces.

Carreau (gros ventre, tuberculose intestinale). — Affection grave de l'enfance, caractérisée par la dégénérescence *granuleuse* ou *tuberculeuse* des ganglions mésentériques (ganglions nombreux qui existent entre les deux feuillets du mésentère, dans le tissu cellulaire qui double le péritoine et que la maladie atrophie). Dans cette affection liée à la scrofulose aussi bien qu'à la tuberculose (voir *phtisie*), les petits malades ont le ventre trop développé, proéminent et dur ; ils sont émaciés, rachitiques, les forces diminuent rapidement en même temps que la maigreur augmente. La mauvaise hygiène, le défaut d'une bonne nutrition en sont les causes générales. Traitement : modifier le régime et donner le *chlorydrophosphate de chaux* et l'*iodure de fer*.

Catarrhe vésical. (Voir *Gravelle.*)

Céphalalgie. — Douleurs violentes occupant généralement une moitié de la tête ; elles sont souvent accompagnées de vomissements. Traitement : le matin, sedlitz granulé ; aux repas, *quassine*, quatre granules ; dans la journée, *hyosciamine*, *caféine* et *hydroferrocyanate de quinine* pendant les accès, un granule de chaque toutes les demi-heures, jusqu'à effet.

Chorée (danse de Saint-Guy). — En tous temps,

chez tous les peuples, on crut à l'heureuse intervention des saints pour la guérison des maladies graves : *l'épilepsie*, *la rage*, *la paralysie*, etc., ont eu, dans le domaine religieux, de soi-disants protecteurs. La *chorée* a tiré son nom d'une chapelle près d'Ulm, dédiée à saint Guy, qui avait la réputation de guérir cette maladie qui est particulière au jeune âge ; elle a pour caractères des mouvements irréguliers involontaires et ce sont les jambes, les bras qui sont le siège particulier de ces mouvements désordonnés, quelquefois la tête participe aux désordres des organes locomoteurs. Chez les jeunes filles, la maladie est liée à une menstruation difficile (voir *aménorrhée* et *dysménorrhée*) ; les causes ordinaires de l'affection, chez les jeunes gens, sont les vers, la frayeur, les chagrins, les émotions vives. Quelquefois, la *chorée* résulte de lésions cérébrales ; dans ce cas, elle est dite *symptômatique*.

Traitement : combattre la cause et donner contre les désordres nerveux : *picrotoxine*, *trinitrine*, *bromure de caféine* et *valérianate de zinc* ou de *quinine*.

Cœur (maladies du). — Le cœur est le régulateur de l'organisme ; c'est un organe complexe qui peut être frappé par beaucoup d'affections, dont la plus bénigne, en apparence, est toujours grave si on n'y apporte promptement remède. Les principales maladies de cet organe sont :

La *Cardialgie*, qui s'annonce par des douleurs vives dans l'estomac et tout le côté gauche : spasme, anxiété, respiration difficile. Traitement : *Sulfate* ou *ars. de strychnine* et *hyosciamine*, un granule ensemble tous les quarts d'heure pendant l'accès ; avant l'accès, *bromhydrate de quinine*, un granule tous les quarts d'heure.

Cardite (inflammation du cœur). — Les principaux symptômes de la cardite sont : frissons, tendance à la syncope, face bleuâtre et pression douloureuse au côté gauche du sternum (os qui tient le milieu de la poitrine). Traitement : *ars. de strychnine*, *cicutine et hydroferrocyanate de quinine ;* un granule tous les quarts d'heure, jusqu'à effet. Si le pouls est lent et la fièvre violente, prendre : *aconitine*, *digitaline* et *ars. de strychnine*, un granule de quart d'heure en quart d'heure, jusqu'à effet.

Palpitations. — Les palpitations sont des symptômes nerveux qui se manifestent dans l'anémie, l'hystérie, etc.; elles peuvent dépendre d'une maladie organique du cœur. Traitement : *ars. de fer*, de *caféine* et *digitaline ;* un granule ensemble toutes les demi-heures. Appliquer un topique de Milan sur la région cardiaque.

L'*insuffisance aortique*. — On reconnaît cet état, qui prédispose les sujets aux attaques apoplectiques, en appliquant l'oreille sur le côté gauche de la poitrine, vers le milieu et près du sternum ; on perçoit, au second battement du cœur, un bruit de souffle très sensible qui s'étend jusqu'à la crosse de l'aorte (nom donné à l'artère la plus considérable de l'économie, elle prend naissance au ventricule gauche du cœur). Le pouls est fort et saccadé. Traitement : sedlitz le matin ; pendant la journée, un granule ensemble d'*ars. de strychnine* et de *caféine*, de *digitaline* ou *adonidine*, toutes les heures.

L'*insuffisance mitrale*. — Dans ce cas, le bruit de souffle se perçoit à la base du cœur et au premier battement, vers la région du sternum qui correspond à la cinquième côte. Cet état est généralement consécutif aux maladies graves du cœur et des poumons. Combattre les causes.

Hypertrophie du cœur. — Ce nom est donné au développement excessif en poids et en volume du cœur; c'est la dégénérescence de l'organe. Les sujets frappés d'hypertrophie du cœur sont exposés aux vertiges avec troubles des fonctions de l'œil et de l'oreille, aux éblouissements, aux bourdonnements et enfin aux congestions. Cette affection peut frapper l'organe entier ou seulement une partie. Qu'elle soit partielle ou générale, l'hypertrophie est grave. Il est vrai que les malades peuvent vivre longtemps avec cette maladie, mais il en est de ce mal comme de tant d'autres, il ne faut pas toujours s'endormir sans y penser, parce que c'est un ennemi traître et dangereux. Traitement : sedlitz le matin; *scillitine, digitaline* ou *adonidine* et *ars. de caféine*, un granule ensemble, sept à huit fois par jour.

Coliques. — Les coliques ont de nombreuses causes et portent différents noms : *colique saturnine* (colique des peintres ou de plomb). Le traitement consiste à donner de l'*iodure de sodium*, du *chlorhydrate de morphine* et de l'*iodure d'arsenic*, sans négliger l'emploi régulier du sedlitz granulé tous les matins. Les *coliques simples* réclament les lavements laudanisés, les cataplasmes chauds, le sedlitz, la *caféine* et le *chlorhydrate de morphine*. *Colique inflammatoire* (voir entérite); *colique d'estomac* (voir gastralgie); *colique hystérique*, etc. Le traitement pour chaque cas est spécial. Pour combattre l'élément douleur d'une façon efficace, on donne l'*hyosciamine*, l'*ars. de strychnine* et le *bromhydrate de cicutine*, dix à quinze granules de chaque par jour.

Constipation. — Cette fatigante incommodité a de nombreuses causes : elle peut être héréditaire, congénitale, accidentelle ; elle peut être aiguë ou chronique ; elle peut être liée à un dérangement fonctionnel de l'estomac, à la paresse intestinale. La constipation peut avoir enfin pour causes spéciales le spasme qui sera vaincu par l'*hyosciamine* ou la paralysie intestinale que l'*ars. de strychnine* lèvera ; si les deux causes sont unies, on combinera les deux médicaments. Dans les cas chroniques, prendre le *cascara sagrada*. Ne pas faire usage de l'aloès, ni des drastiques donnés sous forme de spécialités parce que ces agents irritent les organes sans détruire la cause et qu'ils produisent souvent des hémorrhoïdes.

Coqueluche. — Maladie des enfants caractérisée par le catarrhe des bronches, avec toux spasmodique par quinte ou accès et menace d'asphyxie ; elle est contagieuse et généralement épidémique ; elle se complique le plus souvent de bronchite, quelquefois de pneumonie ; les accès de toux peuvent durer quinze minutes et davantage ; les malades sont souvent pris de vomissements et gardent difficilement la nourriture. Dans quelques cas malheureux cette pénible affection se complique de convulsions ; la *coqueluche* frappe aussi les adultes. Traitement : verser dans une assiette quelques grammes d'*eucalyptol* dont l'évaporation, en purifiant l'air, aura une influence heureuse sur les malades. Les vapeurs de soufre pendant deux heures ont donné de bons résultats, mais pendant cette opération, il faut tenir la chambre à coucher herméliquement fermée, puis ouvrir les fenêtres durant trois heures. (Pendant la combustion du soufre, il ne faut laisser dans la chambre aucun être vivant.) Donner un granule d'émétine jusqu'à vomissement et, dans la journée, un granule ensemble de *sulfure de calcium* et d'*iodure de soufre*, huit à dix de chaque avec quatre à cinq granules d'*aconitine* et de *chlorhydrate de cocaïne*, un granule de chaque d'heure en heure. Nombreuses et rapides guérisons.

(Voir *Croup*, traitement du Dr Delthil.)

Coxalgie (tumeur blanche, maladie de la hanche).— Cette affection, dont le siège est dans l'articulation *coxo-fémorale* (os du bassin et de la cuisse), fait éprouver des douleurs très vives qui font jeter des cris aux malades. Cette affection est commune chez les enfants lymphatiques ou scrofuleux (voir *scrofule*). Dans ce cas, les os qui composent l'articulation se ramollissent, se carient (voir *ostéomalacie*) et les rapports de continuité disparaissent, d'où résulte la luxation spontanée de la cuisse ; des abcès se forment, qui laissent après eux des traces indélébiles profondes. La colonne vertébrale décrit une courbe dont la convexité dénonce le côté malade ; la hanche malade est beaucoup plus basse que la saine, et la jambe fléchie donne une attitude vicieuse à tout le membre, ainsi qu'au bassin. Traitement : sedlitz granulé, *chlorhydrophosphate de chaux*, *lactate de fer* et *phosphate de chaux*. Topiques de Milan sur les régions malades.

Croup. (Voir *Angines*).

Crampes. — Les crampes sont dues à des contractions spontanées et très douloureuses des muscles. La plus commune est celle qui frappe les muscles de la jambe ; dans ce cas, c'est une fausse position du membre qui produit la crampe, ou la nuit pendant le sommeil. Des personnes éprouvent des crampes très fréquentes, quelquefois périodiques. Une ligature au-dessous du genoux ou l'appui du pied sur le sol suffisent souvent à faire cesser cet état spasmodique. Les crampes se produisent encore au contact de l'eau froide ; beaucoup de nageurs en sont victimes ; elles sont aussi liées à des affections nerveuses et sont consécutives au choléra. Les crampes paralysent momentanément l'action volontaire des muscles et amènent la crispation des membres qu'elles frappent (crampes des écrivains, des pianistes, des nageurs), elles sont généralement causées par la fatigue des organes.

Crampes de l'estomac. (Voir *Gastralgie* à maladies de l'estomac.) — Les crampes sont enfin des douleurs vives que les femmes ressentent pendant le travail de l'enfantement.

Traitement : les courants d'électricité, le *bromhydrate de cicutine*, *l'hyosciamine* ou le *valérianate d'atropine* et la *picrotoxine* réussissent généralement contre les crampes périodiques ; un granule de chaque, ensemble, sept à huit fois par jour.

Cystite (inflammation de la vessie). — Elle est aiguë ou chronique. Cette affection cause de vives douleurs dans la région des reins et dans toute l'étendue inférieure de l'abdomen. Les urines sont rares, rouges; les malades éprouvent de grandes difficultés à uriner. Les causes de la cystite sont nombreuses : rétention d'urine (voir *dysurie*), présence d'une tumeur ou d'un calcul, l'usage des substances aphrodisiaques (cantharides, phosphore, vanille, etc.), le rétrécissement du canal de l'urètre, l'inflammation de la prostate, etc. (voir *Prostatite).*

Traitement : Sedlitz le matin ; *digitaline, acide benzoïque, hyosciamine,* un granule de chaque toutes les demi-heures, jusqu'à effet ; bains de siège ; application d'une ou deux sangsues au périnée. Contre la cystite chronique, ajouter, aux granules ci-dessus, *l'hydroferrocyanate de quinine,* un granule de chaque, 7 à 8 fois par jour.

Diabète. — Il y a trois sortes de diabète ; le diabète acide, le diabète insipide et le diabète sucré (urines sucrées), les symptômes sont à peu près semblables dans les trois cas ; le dernier, qui est le plus commun, se distingue par la présence du sucre dans le sang et les urines. Les diabétiques éprouvent des malaises et des troubles de la nutrition ; une soif ardente les aiguillonne constamment, sans les désaltérer, et souvent il se produit chez eux des troubles graves de la vue qui se terminent par la cataracte. Le traitement du diabète consiste à donner l'*ars.de strychnine,* l'*ars de soude,* le *bromhydrate de cicutine* et le *bromure de camphre ;* un granule ensemble, sept à huit fois par jour ; *quassine,* 4 granules au repas ; le matin, sedlitz granulé ; régime mixte (viandes, légumes, farineux) ; vins généreux ; eaux de Vichy.

Diarrhée. — La diarrhée indique toujours un degré d'inflammation plus ou moins grave des intestins ; dans les cas ordinaires, on la combat par la *strychnine*, la *codéine* et le *sous-nitrate de bismuth ;* s'il y a des douleurs vives, on donne *caféine* et *hyosciamine*, un granule ensemble toutes lés demi-heures, jusqu'à effet.

Beaucoup d'enfants du premier âge contractent la *diarrhée verte* qui les tue rapidement, si on n'y porte remède. Ce sont toujours une mauvaise hygiène et une mauvaise nourriture qui occasionnent cet accident que l'on combattra très facilement en donnant aux petits malades du lait frais bouilli, additionné de phosphate de chaux ou d'acide lactique ; si le lait n'est pas supporté, le remplacer par du bouillon de viande dégraissé.

Dans les coliques colliquatives, la dyssenterie (selles sanguinolentes) et la diarrhée des phtisiques, on donnera : *codéine, cotoïne, ars. de caféine* et *iodoforme ;* dix à vingt granules de chaque par jour, selon le degré du mal et l'âge du sujet.

Dysménorrhée (règles difficiles et douloureuses). Beaucoup de femmes, à l'approche des règles, éprouvent des douleurs très vives, comparables à celles de l'enfantement et pouvant durer plusieurs jours ; ces douleurs sont localisées dans le bassin et assez souvent d'un seul côté. Les malades éprouvent des tiraillements et des élancements dans les lombes, les cuisses, l'aine et s'accompagnent quelquefois de vomissements. Nous avons connu des dames qui se roulaient à terre, ayant la face cadavérique ; nous avons souvent donné des soins, suivis de succès, à des dames qui désespéraient de ne jamais pouvoir se guérir.

Dernièrement, deux dames qui souffraient horriblement depuis longtemps, me signalèrent leur cas pour lequel j'ordonnai le traitement dosimétrique. Peu de temps après, je revis ces malades qui étaient heureuses et enchantées du résultat obtenu. L'une d'elles me dit : « C'est bien heureux que l'on puisse guérir cette ma-
« ladie ; nous croyions qu'il n'y avait pas de remède ; le
« Dr R... nous dit qu'il n'y a rien à faire, et le Dr X...,
« un cousin, médecin renommé, nous affirma qu'il ne
« fallait pas *contrarier la nature*, et on nous laissait
« souffrir comme des bêtes *(sic)*, sans espoir de jamais
« guérir. Si vous saviez comme nous sommes heureu-
« ses d'avoir suivi votre traitement. »

La dysménorrhée a pour causes : une névrose, l'hystérie, une inflammation de l'ovaire ou une névralgie de cet organe (oophralgie).

Traitement : *ars. strychnine*, *hyosciamine*, *ergotine*, *apiol*, un granule de chaque ensemble, sept à huit fois par jour. Lorsque les sujets sont très anémiques, joindre l'*ars. de fer* ; sedlitz granulé ; bains émollients.

Dysphagie (difficulté d'avaler). — Donner l'*hyosciamine* et l'*ars. strychnine*, un granule de chaque, huit à dix fois par jour, jusqu'à guérison.

Dysurie (difficulté d'uriner). — La dysurie peut avoir pour cause les obstacles signalés pour la *cystite*, l'inflammation des organes génitaux urinaires est sa cause la plus commune. La dysurie est une affection commune chez les vieillards et, dans ce cas, l'affection est due à l'inflammation de la glande prostate (organe dangereux, inutile, exclusif à l'homme) qui comprime le canal de l'urètre ou le déplace.

Traitement : *benzoate de soude*, *digitaline*, *hyosciamine*, *ars. de strychnine*, un granule ensemble, cinq à six fois par jour. (Voir *Prostatite*.)

Eclampsie (convulsions chez les enfants). — Contre cette grave affection, on donnera aux petits malades : la *brucine*, la *picrotoxine*, l'*hyosciamine* et l'*hydroferrocyanate de quinine*, trois à quatre granules de chaque par jour.

Entérite (inflammation de l'intestin grêle). — Cette grave affection, qui demande à être traitée énergiquement dès le début, s'annonce par des coliques, vers la région ombilicale, avec diarrhée. L'appétit est à peu près nul ; les malades éprouvent des malaises généraux : maux de tête, diarrhée, vomissements, etc. Chez les enfants, les selles sont verdâtres et fétides, la peau est sèche, le pouls est accéléré, la maigreur et l'affaiblissement général augmentent avec rapidité et bientôt les malades tombent dans le marasme et succombent si on ne les traite pas rationnellement. Traitement : contre la diarrhée et les coliques, on donne l'*hyosciamine*, la *brucine* et *l'iodoforme*, un granule ensemble, trois fois par jour ; contre la maigreur et la perte des forces, *quassine*, *ars. de caféine*, *hydroferrocyanate de quinine*, un granule de chaque quatre à cinq fois par jour.

Epilepsie (haut mal, mal caduc). — Cette affreuse maladie était connue dès la plus haute antiquité, et les anciens ne voulant pas voir dans cette maladie une cause ni des désordres ordinaires, abandonnaient à leur triste sort les malheureux malades qu'ils disaient possédés, les croyant dominés par une puissance infernale; vraie ou figurée, cette théorie antique n'a pas peu contribué à inspirer, même de nos jours, une réelle frayeur à la vue d'un épileptique ou seulement à la pensée de cette maladie qui, semblable à une force cachée dans le corps qu'elle veut commander, le jette à terre, le convulsionne, l'abîme en un mot, en tout temps, en tout lieu et à l'insu du malade.

Qu'elle soit héréditaire ou accidentelle, on peut toujours reculer les crises et en diminuer l'intensité; on peut souvent les détruire complètement. Nous avons traité des sujets qui n'ont jamais eu de crises à partir du jour du traitement dosimétrique, ressentant de simples secousses à la suite d'un travail énervant ou excitant l'impatience des malades. Traitement général : sedlitz granulé le matin ; dans la journée, *hyosciamine, sulfate de strychnine, cyanure de zinc,* un granule ensemble, sept à huit fois par jour ; quelques praticiens ont employé avec succès le *succinate d'ammoniaque*, le *bromure de lithine* et le chloral. Le traitement que nous préférons est celui-ci : *digitaline, bromhydrate de caféine, hypophosphite de strychnine, valérianate d'atropine* et *picrotoxine,* un granule ensemble sept à huit fois par jour.

Erysipèle (voir angine). — Affection non contagieuse, caractérisée par une inflammation avec rougeur et dureté de la peau ; douleurs, malaise, fièvre, maux de tête, vomissements, langue épaisse. L'érysipèle accompagne souvent quelques fièvres et angines (la fièvre puerpérale par exemple (voir ce mot) ; il frappe tous les organes externes et quelques organes internes, tels que la gorge, le pharynx, la matrice. Les formes les plus graves sont l'*érysipèle flegmoneux*, dont l'inflammation gagne les tissus profonds, et l'*érysipèle gangréneux* qui laisse peu d'espoir de guérison ; il frappe les sujets épuisés, les vieillards, et entraîne toujours la nécrose (la mort) des parties qu'il atteint. Nous avons traité, avec succès, des personnes d'un âge avancé et qui avaient eu plusieurs érysipèles. Le traitement local de l'érysipèle consiste à mettre les parties atteintes à l'abri de l'air ; pour cela, on applique sur les parties malades un peu de fécule de riz ou d'amidon et l'on recouvre de ouate. Traitement interne : *aconitine, ars. de strychnine, vératrine* et *valér. de quinine ;* cinq à six granules de chaque par jour ; sedlitz le matin.

Estomac (maladies de l'). — *Aigreurs.* — Elles accompagnent la gastrite. Prendre *bromhydrate de morphine, magnésie calcinée, sous-nitrate de bismuth.*

Apepsie (manque absolu d'appétit). — *Sulfate de strychnine* et *quassine*, deux granules du premier avec quatre du second, ensemble, au moment des repas principaux.

Dyspepsie (digestion lente, difficile). — Même traitement que pour l'apepsie, lactate de fer en plus.

Gastralgie (crampes, névralgie de l'estomac). — Cette

affection douloureuse se traduit par des douleurs vives, lancinantes, avec sensation de pincement, déchirement et brûlures qui siègent au niveau de l'appendice xiphoïde (extrémité inférieure du sternum) et qui s'étendent jusqu'aux hypocondres et dans le dos. Ces douleurs déterminent souvent des défaillances ou des crises convulsives et se reproduisent par accès qui varient d'intensité et de durée. Les causes les plus fréquentes de la *gastralgie* sont les privations de nourriture et les excès ; l'abus des boissons alcooliques, du tabac, des boissons excitantes, telles que le café noir, le thé. La gastralgie peut être liée à une affection nerveuse, à l'anémie ou à des lésions de l'estomac ou des intestins.

Traitement : combattre la cause, et contre l'élément douleur, donner *bromhydrate de morphine* et *de cicutine*, 8 à 10 granules par jour. (Voir *pyrosis*.)

Epigastralgie. — Douleurs dans l'épigastre. Traitement : *ars. de strychnine*, *hyosciamine*, *chlorhydrate de morphine*, un granule ensemble de demi-heure en demi-heure, jusqu'à effet.

Gastrite (inflammation de l'estomac). — Douleurs vives, vomissements, sensation de brûlures dans le creux épigastrique, langue rouge, crampes d'estomac, digestion pénible, souvent impossible ; maux de tête, abattement général. Contre cette douloureuse affection, on prendra avec succès : *sedlitz granulé* le matin (dose purgative), *ars. de strychnine*, *hyosciamine*, *cocaïne*, *bromhydrate de quinine* et *cicutine*, un granule toutes les heures ; aux repas, *pepsine*, *quassine* et *diastase*, quatre granules de chaque ensemble.

Gastrorrhée. — Les malades vomissent en quantité

un liquide glaireux, filant ; cette affection est liée à une inflammation chronique de la muqueuse stomacale ou à la dilatation de l'organe, quelquefois à un cancer ; il y a des malades qui rendent une quantité prodigieuse de liquide. C'est généralement le matin, au réveil, que les vomissements se produisent. Les fumeurs y sont sujets. Traitement : *émétine, codéine* et *iodoforme*, un granule ensemble, sept à huit fois par jour ; *quassine*, quatre granules aux repas. Sedlitz le matin.

Hématémèse (voir *vomissements*).

Femmes (maladie des). — (Voir : *accouchement, âge critique, anémie, dysménorrhée, hémorragie, hystérie, péritonite, prurigo, leucorrhée, ovarite, vomissement, hydropisie*, etc.)

Fièvres. — Toutes les fièvres sont causées par la présence d'un ferment dans le sang, qui en altère la nature ; cette altération se manifeste par une élévation de la chaleur que dénotent le pouls et le thermomètre. Le mot fièvre, du latin *febris*, du grec *pyrexia*, signifie *feu*, chaleur. Les symptômes de la fièvre sont très variables ; ils changent de nature avec chaque espèce de fièvre, mais le plus commun est le frisson accompagné de lassitude.

On a divisé les fièvres en trois classes : *fièvres continues, fièvres éruptives, fièvres intermittentes*. Voici les principales :

Fièvres continues. — Dans cette classe sont comprises : la *fièvre éphémère* ou *synoque*. Cette fièvre est bénigne, elle précède les inflammations et se manifeste par des maux de tête, manque d'appétit, grande lassitude et douleurs dans les membres. Le pouls, petit dès le début, devient fort, dur et fréquent, la peau et la langue sont sèches, la soif est ardente, la respiration est gênée. Traitement : matin et soir, une cuillerée à café de sedlitz ; *ars de quinine, hydroferrocyanate de quinine* et *aconitine*, un granule de chaque toutes les demi-heures, jusqu'à effet. S'il existe des points douloureux avec oppression, appliquer sur les parties correspondantes un ou deux topiques de Milan, et au creux épigastrique deux ou trois sangsues.

Fièvre typhoïde (appelée aussi fièvre *putride, maligne, ataxique, adynamique, bilieuse, muqueuse, gastro-entérite*, etc.). Cette fièvre est contagieuse et épidémique. Elle s'annonce par des maux de tête violents siégeant dans la région frontale, par des saignements du nez, par la perte des forces et de l'appétit ; le sommeil est fréquemment agité. La *fièvre typhoïde* est caractérisée par l'inflammation et l'ulcération qu'elle cause des follicules ou plaques de Peyer, qui tapissent la dernière portion de l'intestin grêle, l'*iléon*, ainsi que les ganglions mésentériques. Cette fièvre se déclare généralement du cinquième ou douzième jour après les signes précurseurs. C'est dans ces affections que la **dosimétrie** démontre son efficacité rapide ; généralement les allopathes attendent que la maladie ait fait tous ses progrès pour l'attaquer et souvent il est trop tard ; ils font absolument comme un homme qui, voyant sa maison brûler, attendrait que l'édifice fut en ruines pour éteindre le feu. Est-ce assez peu logique ! La **dosimétrie** ne perd pas une minute, elle attaque hardiment les symptômes qu'elle détruit.

La marche de la *fièvre typhoïde* est divisée en trois périodes :

Dans la *première période*, dite premier septénaire, le malade est agité, son intelligence est affaiblie, le sommeil est presque nul ; il rêvasse, parle haut, se tourne et se retourne, se lève et irait où son imagination malade le pousse, s'il n'était l'objet d'une surveillance active ; la diarrhée survient assez souvent, accompagnée de vomissements ; le ventre, fortement ballonné, est sensible au toucher ; la langue est rouge à la pointe et sur les bords ; la soif est ardente et l'haleine fétide. La température de de 37° monte graduellement jusqu'à 40° ; le pouls donne en moyenne 90 pulsations par minute, pour en donner ensuite 115 et même 120 dans le même temps. Enfin, la rate est le siège d'une inflammation qui double et triple son volume. (Voir *Splénite.*)

Deuxième période. Dès le 8e ou 10e jour, souvent le 12e, les symptômes s'aggravent, sauf la céphalalgie (maux de tête) qui diminue ou disparaît ; ils se traduisent par la difficulté d'avaler, faiblesse beaucoup plus grande, production de *taches rosées* sur la poitrine, contractilité des muscles, enduit noirâtre, épais, filant, recouvrant toute l'étendue de la bouche ; selles fétides, sanguinolentes, involontaires ; toux accompagnée de râles.

Troisième période (dite troisième septénaire). Elle commence du 15e au 30e jour, c'est la plus critique à cause des complications qui, se greffant les unes sur les autres, augmentent le danger, déjà grand. Une complication surtout redoutable et assez fréquente est la *perforation* ou *rupture intestinale ;* dans cette période, il se déclare fréquemment des pneumonies ; des *eschares* se forment sur la région sacrée ; la chute des cheveux s'opère dans la majorité des cas, mais ils repoussent sans médication ; enfin, l'inflammation des *glandes parotides* (parotidite), situées en avant du conduit auditif, terminent cette affection, dont la convalescence demande plus de temps que ses trois périodes et de non moins grands soins.

Traitement : on a recommandé les émissions sanguines souvent répétées, les bains froids, les purgatifs salins, les vomitifs et la diète. Les forces, épuisées par la fièvre, ont besoin d'être soutenues par une alimentation tonique ; on donnera donc au malade du bouillon, du vin de Bordeaux étendu, grog, etc. On aura soin de désinfecter les évacuations à l'aide de l'acide phénique ou du phénol et l'on purifiera l'air des chambres en laissant évaporer de l'eucalyptol dans une assiette. Au début de l'affection, on donnera aux malades : du sedlitz tous les matins, dans un mélange d'eau sucrée et de café noir ; toutes les demi-heures, un granule ensemble d'*ars. de caféine*, d'*ars. de quinine* et d'*aconitine ;* si la température atteint 40° centigrades, ajouter aux autres granules la *vératrine ;* contre la diarrhée, ajouter l'*iodoforme ;* s'il y a des hémorragies, donner *ergotine, acide tannique* et *ars. de strychnine ;* un granule ensemble toutes les heures ; si les urines deviennent rares, donner de demi-heure en demi-heure un granule ensemble de *scillitine* et de *digitaline*.

Voici un traitement qui a été institué dernièrement

par un célèbrrre médecin du Locle sur deux femmes atteintes de fièvre typhoïde : Linges imbibés d'eau glacée sur le corps; bains froids; drogues quelconques demandées de Neuchâtel; à chacune des malades une bouteille de vin de Champagne par jour, puis Bordeaux, Bourgogne, cognac, etc. Heureusement pour ces malades que leur papa est marchand de vins ! Et savez-vous le temps qu'a duré ce traitement incendiaire? Deux mois !! Et ce fameux praticien de dire de la plus malade : C'est fini ! Question de jours ! Elle est perdue! Mais la nature a donné le démenti à son Esculape en prenant le dessus, comme on dit. Pourtant, la pauvre malade peut compter ses jours, elle mourra d'une consomption, à l'âge de vingt-deux ans, par la faute de son médecin trop prodigue d'eau froide et du Champagne. Croire aider la nature quand on la tue, c'est un comble, un comble d'ignorance !

Fièvres éruptives. — Contagieuses et épidémiques, ces fièvres se reconnaissent aux éruptions de la peau, accompagnées d'inflammations. On les désigne sous le nom de rougeole (voir ce mot).

Fièvre scarlatine. — Vulgairement appelée *fièvre rouge* ou *pourprée*, on la reconnaît aux larges plaques arrondies et rouges ou aux points réguliers, également rouges, qui couvrent la surface du corps. La fièvre scarlatine est accompagnée d'angine (voir ce mot) avec rougeur de la bouche. Cette fièvre débute ordinairement à 38°,5 c. et s'élève jusqu'à 42° c. Le malade est agité, change à tout moment de position, éprouve des maux de tête et des envies de vomir, etc. L'angine *scarlatineuse* qui l'accompagne est souvent très grave ; dans ce cas, le malade éprouve de grandes difficultés pour avaler.

Traitement : un granule d'*ars. de strychnine* toutes les heures. Dès que l'éruption s'est produite, donner un granule ensemble de *digitaline*, d'*aconitine*, d'*hydroferrocyanate de quinine*, toutes les heures. Le matin, une cuillerée à café de sedlitz.

Roséole (voir ce mot).

Rougeole (voir ce mot).

Urticaire. — Cette fièvre, caractérisée par des éruptions de couleur et de forme variables, a été ainsi nommée à cause de sa ressemblance avec les éruptions produites par le frottement des orties sur la peau et les vives démangeaisons qu'elles causent. Cette fièvre, de courte durée, est accompagnée de malaises et survient à la suite d'excès et après l'usage de certains mollusques (crabe, moule, homard, etc.) ainsi que de conserves altérées. Traitement : sedlitz à dose purgative, *vératrine* et *iodure d'arsenic ;* un granule ensemble sept à huit fois par jour ; bains de son ou d'amidon.

Variole. — Appelée *petite vérole, picote,* cette fièvre est très contagieuse ; elle attaque les sujets à tout âge. Ses débuts généraux sont : fièvre légère et envies de vomir ; ces signes précurseurs peuvent durer 10, 12 et même 15 jours, puis survient le *frisson*, après quoi apparaît l'*éruption variolique,* constituée par de larges plaques rouges disséminées sur les différentes parties du corps ; ces éruptions ressemblent quelquefois à la scarlatine ou la rougeole. Pendant cette période, les malades vomissent, éprouvent des douleurs dans les reins et les membres ; ils étouffent, éprouvent une soif ardente ; la fièvre s'élève avec intensité et, chez les enfants, ces symptômes se compliquent de convulsions. Les plaques, en disparaissant, sont remplacées par des pustules, qui sont le siège d'une suppuration abondante et de la tuméfaction générale de la peau ; enfin, les pustules se dessèchent et tombent, laissant une cicatrice. Pendant l'invasion, le thermomètre marque 40° et 41° c. Cette fièvre se complique quelquefois d'inflammation et d'hémorragie. Traitement : éviter les transitions de chaud et froid ; donner bouillons, vins de Bordeaux ou de Bourgogne ; sedlitz le matin ; *ars. de strychnine et de quinine ; vératrine ;* un granule ensemble toutes les heures. Ce traitement rationnel réussit 98 %. Il n'en est pas de même des bains froids employés par l'école allemande et l'école suisse, qui, par ce moyen, perdent 80 malades sur 100.

Fièvres intermittentes. — Ainsi nommées parce que les accès se manifestent par intervalles ; elles sont caractérisées par un mouvement fébrile qui revient à intervalles réguliers, interrompu par l'absence de fièvre, que l'on désigne sous le nom de période d'apyrexie. Ces fièvres, que l'on observe principalement dans les lieux marécageux, sont plus vulgairement connues sous le nom de *fièvres des marais*. Lorsque les accès se montrent tous les 1, 2, 3 ou 4 jours, on dit la *fièvre quotidienne, double tierce ou quarte*. On les distingue en *simples ou bénignes*, en *pernicieuses*, *régulières* et *anormales ;* elles passent par trois stades : stades de froid, de chaleur et de sueur.

Fièvre intermittente simple. — Elle débute par un

frisson ou stade de froid, qui peut durer une demi-heure, une heure et quelquefois cinq heures ; la face est pâle avec frémissement de la peau, formation de petites saillies (chair de poule) ; le stade de chaleur se reconnaît par des malaises généraux, la tuméfaction et la rougeur de la face ; la soif est intense avec maux de tête ; l'urine est rouge ; pendant le troisième stade ou de sueur, les symptômes des deux premiers disparaissent, tandis que le corps se couvre de sueurs.

Traitement : dans la première période, on donne : *ars. de strychnine et de quinine*, un granule ensemble toutes les demi-heures ; pendant la seconde : *ars. de quinine, digitaline et aconitine*, un granule ensemble toutes les demi-heures ; enfin, pendant le troisième stade, donner : *ars. de quinine* seul ; un granule toutes les demi-heures, jusqu'à effet. Tous les matins, sedlitz granulé.

Fièvre intermittente régulière. — La durée des accès est très variable et exige le même traitement que la *fièvre simple.*

Fièvre intermittente pernicieuse. — Cette fièvre, commune aux pays chauds, est plus grave que les autres à cause de l'inflammation qui frappe certains organes ; cette complication lui a fait donner le nom d'*algide, hépatique, cholérique, ictérique, méningique*, etc., indiquant les organes qui sont le siège de l'inflammation. Dans la première période, le pouls est petit et la température descend souvent au-dessous de la moyenne, la face est bleuâtre et les malades vomissent assez souvent de la bile. Dans le stade de chaleur, le thermomètre s'élève à 39°5, 40° et même 41° c. ; les urines sont rares. Dans le stade de sueur, les symptômes diminuent lentement. Même traitement que ci-dessus, ayant soin de diminuer les doses.

Fièvres intermittentes irrégulières. — Ces fièvres n'offrent rien de remarquable avec les précédentes, si ce n'est qu'elles sont quelquefois plus graves. Le traitement consiste à donner : *quassine*, *ars. de quinine* et *aconitine,* ensemble, toutes les demi-heures ou toutes les heures, selon les cas, et d'en continuer l'usage pendant quelque temps pour empêcher le retour des accès.

Fièvres anormales. — Ainsi désignées parce que leur marche n'offre rien de régulier, ni d'habituel, et que leur caractère est difficile à déterminer. On comprend dans ce genre plusieurs espèces :

La fièvre cérébrale. — C'est le nom donné à la méningite. (Voir ce mot.)

Fièvre puerpérale ou des femmes en couche. (Voir *accouchement*.)

Pour le traitement de cette fièvre, on ne saurait trop prendre de précautions ; les infections causant la mort sont très fréquentes de la part de sages-femmes malpropres.

Fièvre de lait. — Elle n'offre pas de danger et n'exige pas de traitement. Eviter que la femme ait froid.

Fièvre rhumatismale. — Accompagne la goutte ou le rhumatisme. (Voir ces mots.)

Fièvre traumatique, purulente ou des *opérés*, synonyme de *pyohémie*, *septicémie.* Cette fièvre est causée par l'absorption du pus dans le sang. Son traitement est basé sur les reconstituants et les défervescents : *ars. de quinine, quassine* et *ars. de strychnine.* Faire usage des désinfectants.

Fièvre jaune ou *vomito-negro* (typhus d'Amérique). Cette fièvre s'observe dans les pays chauds ; elle est caractérisée par la couleur jaune de la peau, par des hémorragies et par des vomissements de matières noirâtres putrides (décomposition du sang). Le traitement doit consister en ablution d'eau froide phéniquée et alcoolisée sur tout le corps : *quassine, ars. et sulfate de quinine ;* un granule de chaque toutes les demi-heures.

Typhus. — Cette fièvre est miasmatique, contagieuse et épidémique.

Ce nom a été donné à la fièvre jaune et à la peste. On l'appelle vulgairement : *fièvre de Hongrie, d'hôpital, fièvre pestilentielle,* etc. ; elle se développe communément où il y a des agglomérations d'individus. On a essayé de confondre le *typhus* avec la *fièvre typhoïde* à cause de l'analogie qui semble exister dans les symptômes de ces deux affections. Les malades atteints du typhus ont une faiblesse extrême avec stupeur et tremblement musculaire, principalement des parties libres, membres, lèvres, langue, paupières ; les selles sont noirâtres et fétides ; les douleurs sont générales. Une éruption de petites taches rosées se manifeste sur la poitrine, le ventre et le tronc. La température atteint 40°, 41° et 45° c. Traitement : *ars. de strychnine* et de *quinine, aconitine* et *vératrine,* un granule ensemble toutes les heures ou toutes les demi-heures, selon la gravité des symptômes ; boissons vineuses. Sedlitz tous les matins.

Toutes les fois que l'on a une fièvre à combattre, il faut avoir recours aux défervescents, aux reconstituants et aux antiputrides ; il faut purifier souvent l'air des appartements, et les gardes-malades doivent prendre des précautions pour eux-mêmes et pour les personnes au milieu desquelles elles vivent pour éviter toute contagion.

Nous avons soigné des fiévreux à un haut degré de gravité et, le plus souvent, nous avons été assez heureux de vaincre le mal dans des cas tout à fait désespérés. Parmi les cures vraiment remarquables obtenues par le traitement dosimétrique, je citerai celle-ci :

Le nommé Girardot, de Villers-le-Lac, sujet bilioso-nerveux, d'une constitution délicate, fut atteint, au mois de novembre 1888, d'une *fièvre muqueuse,* dans sa forme la plus grave, compliquée de *gastro-entérite,* de *gastrorrhée,* d'*adynamie* et de *consomption.* Le Dr R..., médecin renommé dans la contrée où il exerce, mais plus ami de la bouteille que des malades, ne connut point la nature de l'affection ; la fièvre délirante fit croire à des troubles cérébraux ou à une forme *typhoïde,* et ce praticien demanda les lumières d'un praticien du Locle qui jugea les symptômes alarmants et le malade voué à une fin prochaine ; ce dernier formula des pilules vol[illegible] mineuses sursaturées de créosote. Condamné par ces savants allopathes, on courut porter une fiole d'urine au célèbre uromane d'Orvin, qui prononça les paroles d'un oracle qui voit dans la fiole de mauvais augures. La dernière chose ordonnée fut une *bouteille de Champagne.* Ce malade, père de trois enfants, resta cinquante-huit jours sur son lit et l'on attendait son dernier soupir, lorsque l'on songea à m'appeler. Je trouvai ce malade dans l'état le plus lamentable. Figurez-vous un famélique de l'Inde au dernier degré de l'inanition, vomissant depuis six semaines des quantités considérables de mucosités, et, depuis trois semaines, un demi-vase de sang tous les deux jours, ne pouvant ni parler, ni manger, ni boire qu'un peu d'eau à l'aide d'un tuyau en caoutchouc, et vous aurez une faible image de ce squelette vivant chez qui les fonctions étaient troublées, suspendues, et dont les extrémités, froides jusqu'à l'abdomen, indiquaient suffisamment la diminution lente mais sensible et graduelle de la vie. J'essayai la DOSIMÉTRIE sur cet intéressant sujet qui, trois jours plus tard, ne *vomit plus de sang ;* après quinze jours de traitement, ce malade fut hors de danger, malgré l'inconcevable déclaration du Dr R.., qui chanta par-dessus les toits que ce malade était bien perdu, et cette cure, qui est loin d'être unique, m'a valu la haine de ce confrère malveillant qui eût préféré voir mourir ce malade.

Si ce sujet, d'une constitution délicate avant sa maladie, était mort, on n'eut pas manqué de l'attribuer à sa constitution héréditaire et, pourtant, cette opinion eut été fausse. La phtisie eut été mise en jeu comme cause directe, tandis qu'elle eût été accidentelle, tant est vraie cette vérité que la phtisie, pour se développer, demande un terrain propre à ce développement et que l'anémie est l'état qui lui convient le mieux. Que d'anémiques finissent par la phtisie pulmonaire qui eussent pu éviter cette fatale complication en prenant des reconstituants convenables !

Foie (maladies du). — (Voir *colique, ictère, hépatite)* — Les sujets atteints d'une maladie grave du foie ont généralement le teint jaune citron ainsi que le blanc des yeux et les conjonctives ; outre ces signes extérieurs caractéristiques, les malades éprouvent des douleurs sourdes, vives ou lancinantes au côté droit, dans la région qui correspond à cet organe important, l'épurateur de l'économie.

Folie (aliénation mentale). — De toutes les maladies qui frappent l'espèce humaine, il n'en est pas de plus pénible et de plus triste que la folie, parce qu'elle trouble la raison, ce don divin exclusif à l'homme, et que c'est la raison seule qui le distingue de la brute. Voyez-vous cet être, hier encore si fier, si orgueilleux, tout-puissant, et que son rang a rendu égoïste, ambitieux, jaloux, brutal et méchant ; c'était un monarque, un prince, un général, un prélat, un juge, un artiste ; les peuples l'admiraient, le craignaient ; on saluait en lui les plus hautes facultés données par le ciel et cultivées au foyer d'une science inépuisable ; ses talents faisaient l'espoir de la famille, des amis, des admirateurs, des nations, et aujourd'hui de cette intelligence extraordinairement favorisée il ne reste plus rien ; c'est la brute sous figure humaine ; il n'y a pas même une petite part à l'espérance, et cet effondrement de tout ce qui fait l'homme est l'œuvre de la *folie*. N'est-ce pas une raison de plus pour trembler sur la fragilité humaine ! Les causes de la folie sont nombreuses : l'hérédité, les mariages consanguins, l'abus des liqueurs, les maladies du cerveau, la masturbation, les émotions trop vives, la fatigue du cerveau par des études trop profondes ou la recherche de problèmes insolubles, l'ambition déçue, etc., l'imitation physiologique en est une autre cause.

La folie héréditaire et celle causée par des désordres graves dans la masse cérébrale (abcès, dégénérescence, ramollissement, ébranlement du cerveau par un corps, une chute, etc.) sont incurables.

Beaucoup d'aliénistes, comme les spécialistes trop dévoués, voient généralement en tout malade ou soi-disant tel un fou dangereux, incurable et quelquefois il ne s'agit que d'un malheureux qu'une famille inhumaine, des héritiers égoïstes, des gens intéressés font enfermer, et des médecins ne craignent point de tremper leurs mains dans un crime abominable. Les journaux enregistrent de temps en temps des faits de ce genre.

Le traitement de la folie, pas les allopathes, consiste à torturer les malheureux aliénés par des douches d'eau glacée et d'éteindre, sans aucun espoir d'amélioration, les lueurs intellectuelles qui leur reste par le *bromure de potassium.*

Les injections de morphine ont donné de bons résultats chez des hypocondriaques éprouvant des contractures, mais aujourd'hui on abuse des injections de morphine.

Le traitement dosimétrique consiste à donner : sedlitz tous les matins ; dans la journée, d'heure en heure, un granule ensemble d'*ars. strychnine,* d'*ars. de caféine,* de *bromhydrate de morphine* et de *digitaline* ; contre le vide dont se plaignent les malades et qui est dû à l'anémie du cerveau, on donne la *picrotoxine* et la *pilocarpine.*

Gastrorrhée. — (Voir maladies de l'estomac).

Goutte et rhumatisme. — Ces deux affections

sont causées par la présence, dans le sang, de l'acide urique, produit lui-même par la décomposition des matières animales, sous l'influence d'une oxydation partielle.

Le *rhumatisme* est caractérisé par l'inflammation du tissu séro-fibreux qui entre dans la composition des articulations et des muscles (rhumatisme articulaire, rhumatisme musculaire).

Le rhumatisme est aigu ou chronique.

Le *rhumatisme aigu* existe généralement sans fièvre ; il est accompagné de douleurs qui s'exaspèrent surtout la nuit.

Les articulations malades sont rouges, gonflées et douloureuses au toucher ; le sommeil est généralement suspendu ; il y a assez souvent constipation et sueurs abondantes.

Le *rhumatisme chronique* se reconnaît à la gène dans les articulations qui font entendre des craquements aux moindres mouvements.

Le *rhumatisme musculaire* est caractérisé par une douleur fixe, très aiguë, qui occupe un ou plusieurs muscles ; dans ce cas, il n'y a ni rougeur, ni gonflement, ni chaleur.

Le *lumbago* est un rhumatisme musculaire de la région sacro-lombaire, il s'accompagne le plus souvent du rhumatisme de l'articulation sacro-iliaque appelé *goutte sciatique*. (Voir *névralgie*.) Plus rarement, le rhumatisme frappe les intestins (rhumatisme viscéral).

La *goutte* diffère du rhumatisme en ce qu'elle revient par accès, avec fièvre, et qu'une douleur violente se fait sentir dans les doigts du pied, le plus souvent dans le gros orteil, quelquefois dans toute autre partie du pied. Des quantités notables d'urates se déposent sur les articulations qui sont comme soudées et privées de mouvement. En toute affection rhumatismale, il faut surveiller le cœur, car il est rare que cet organe ne soit le siège d'une affection consécutive au rhumatisme.

Traitement : le matin, sedlitz granulé ; dans la journée, d'heure en heure ou de demi-heure en demi-heure, selon la gravité du cas, donner un granule ensemble d'*aconitine*, *vératrine*, *colchicine*, *benzoate de lithine ;* matin et soir, quelques granules d'*hyosciamine* et de *digitaline*. Frictions stimulantes et calmantes. Contre les douleurs goutteuses, les lotions d'aluminate de soude réussissent souvent.

Dans ces cas, nous avons obtenu des cures vraiment merveilleuses de rapidité. Si ce livre avait pour but de signaler les malades guéris, je pourrais nommer ici des notabilités de Chaux-de-Fonds, de Londres, etc. Beaucoup de médecins, dans le but de se débarrasser poliment de leurs clients goutteux et rhumatisants, les envoient séjourner aux *Eaux* durant quelques mois ; l'air les soulage, les eaux ne leur font guère de mal, et tous les ans c'est à recommencer.

La *méthacétine* est un médicament puissant donné dans ces affections, surtout contre l'élément douleur et la tuméfaction.

Gravelle et catarrhe vésical. — La formation de calculs dans différents organes de la machine animale, tels que le foie et principalement les reins, a reçu le nom de lithiase. C'est le passage de ces corps durs, ronds et lisses, quelquefois irréguliers et plus ou moins volumineux, dans les urtères (canaux étroits qui charrient les urines et ce qu'elles contiennent des reins dans la vessie), qui causent ces douleurs vives auxquelles on a donné le nom de *coliques néphrétiques*. Contre cette affection on donne avec succès l'*acide benzoïque*, le *benzoate de lithine*, la *cicutine*, la *digitaline ;* huit à dix granules de chaque par jour ; le matin, sedlitz.

La *gravelle* a été ainsi nommée à cause du dépôt que l'on trouve dans les urines et qui ressemble à de la brique rouge pilée. Traitement : *benzoate de soude*, *colchicine ;* un granule de chaque, huit à dix fois par jour.

Grippe ou influenza. — Cette maladie, qui a fait le tour de l'Europe pendant le dernier trimestre de 1889, rendra cette année mémorable dans les annales de la médecine. Personne n'a été épargné, les médecins eux-mêmes ont dû payer leur tribut à l'*influenza* et quelques-uns sont morts victimes de leur dévouement et aussi faute de s'être soignés rationnellement.

Cette maladie débute par des malaises généraux, maux de tête, toux, coryza, inappétence, soif ardente, sensibilité de la lumière sur les yeux ; ces symptômes, plus ou moins graves, ont été d'une durée de trois à quinze jours ; des personnes, après avoir expectoré des crachats sanguinolents ont été guéries, d'autres ont éprouvé des douleurs violentes et persistantes, s'exaspérant à heures presque régulières ; nous avons surtout remarqué chez beaucoup de malades que les organes les plus faibles et les plus sensibles étaient particulièrement frappés; enfin, cette maladie a laissé chez tous les malades un affaiblissement général dont beaucoup s on encore loin d'être remis. Le traitement allopathique a été des plus simples et aussi des moins efficaces; on a donné à tous les malades, sans distinction d'âge ou de constitution, des doses d'antipyrine excessives, dont les résultats ont été de détraquer les estomacs; aussi beaucoup de malades ont-ils à se plaindre de ce traitement.

Le traitement de cette affection doit consister à garder la chambre, à prendre du sedlitz tous les matins; dans la journée, *ars. de caféine, aconitine, ars. de quinine*, un granule toutes les heures; contre l'élément douleur, *bromhydrate de cicutine, hyosciamine* et *hydroferrocyanate de quinine*, un granule ensemble toutes les demi-heures; contre l'insomnie, huit granules de *sel de Grégory*, avec huit granules de *butylchloral*, deux granules de chaque ensemble toutes les dix minutes. Vins généreux et *quassine* aux repas.

Hémorragies. — On entend par *hémorragie* tout écoulement de sang à l'intérieur, naturel ou accidentel. L'*hémorragie* a reçu un nom particulier d'après l'organe qui fournit le sang :

L'*entérorragie* est l'hémorragie de l'intestin (dyssenterie). Pour le traitement (voir *diarrhée*).

Epistaxis (hémorragie nasale). Priser de l'*antipyrine* ou de l'*acide tannique*, faire des tamponnements avec le *perchlorure de fer*; donner à l'intérieur : *ars. de strychnine, ergotine, acide tannique*, un granule toutes les demi-heures jusqu'à effet; fragments de glace.

Gastrorragie (hématémèse). — Hémorragie due à

des hémorroïdes dans l'estomac, à la rupture d'un vaisseau, au cancer, etc. Si le malade a les extrémités froides, qu'il ait des éblouissements, si le sang vomi est pur et abondant, la gastrorragie est due à la rupture de l'*aorte* dans l'estomac ; ce cas est presque toujours mortel. Même traitement que ci-dessus. Si le sang vomi est noir et fétide, il est lié à un cancer ou à un ulcère de l'estomac. Si le sang est craché sans douleur, s'il est rutilant, le cas est très souvent curable. En cas de douleurs, joindre l'*hyosciamine* à l'*acide tannique* et à l'*ergotine*, un granule de chaque sept à huit fois par jour.

Hémoptysie (crachements de sang). Elle peut être due à un ébranlement violent ou à un coup sur l'estomac, elle peut aussi être liée à la phtisie. Même traitement. Repos absolu dans la position horizontale, la tête élevée.

Hématurie (pissement de sang). Elle peut provenir de diverses affections ; généralement elle indique la présence de calculs dans la vessie ; elle accompagne assez souvent la blennorragie dans sa période aiguë. Détruire la cause.

Ménorragie (écoulement de sang par les organes génitaux de la femme). — *Ars. strychnine, ergotine, hydrastine*, un granule de chaque toutes les demi-heures, jusqu'à effet. Injection d'*acide tannique.*

. *Métrorragie.* — Le nom de métrorragie est donné à l'écoulement de sang qui accompagne l'époque, lorsque cet écoulement est abondant. C'est l'hémorragie de l'utérus.

La *métrorragie* rarement *essentielle* ou sans lésions de

la matrice est plus souvent *symptomatique*, c'est-à-dire à une lésion de cet organe. Les affections les plus communes causant la métrorragie sont la *métrite*, l'*ovarite*, le *cancer*, les *fibrômes*, etc. Même traitement que ci-dessus et combattre la cause.

Proctorragie (hémorragie anale, causée par une déchirure, un abcès ou des hémorroïdes). Sedlitz granulé, lotions astringentes, *ergotine*, *hyosciamine* ; un granule de chaque, huit à dix fois par jour.

Hémophilie. — Ce nom est donné aux personnes qui ont une prédisposition à saigner sans causes apparentes. Les hémorragies, chez ces malades, sont spontanées. Ce sont les gencives et toutes les muqueuses qui sont le siège particulier de ces accidents. Le sang est moins riche en fibrine, les vaisseaux sanguins sont faibles et relâchés, souvent même ils se rompent et il en résulte des émissions sanguines mortelles. Cet état est généralement lié à une affection du foie, quand il n'est pas idiopathique. Dans l'ictère, par exemple, il y a une absorption biliaire dans le sang qui l'altère profondément. Nous avons vu trois cas d'hémophilie chez des sujets atteints d'une affection du foie et chez ces trois sujets, l'hémorragie a causé la mort. Chez ces malades, une égratignure, l'avulsion d'une dent, causent des pertes de sang inquiétantes ; nous avons connu un malade qui eut une rupture spontanée de la jugulaire externe.

Le traitement de cette affection consiste à combattre la cause, puis à employer les moyens dont ont se sert tant extérieurement qu'intérieurement pour arrêter l'hémorragie.

Hémorroïde et *fistules anales.* — Beaucoup de personnes sont atteintes d'hémorroïdes et souffrent sans pouvoir porter remède à ces gênantes et douloureuses affections. La première condition est de ne jamais être constipé et,dans ce but,il ne faut pas prendre l'aloès qui produit fréquemment ces sortes d'accidents. Prendre du sedlitz tous les matins ; aux repas 4 granules de *quassine* et d'*ars. de soude*, ensemble ; dans la journée, extrait d'*Hamamélis virginica ;* à l'extérieur, pommade de *capsicum* ou *Hamamélis.* Le soir, un granule ensemble d'*ars. de strychnine* et de *valérianate d'atropine.*

Hépatite (Inflammation du foie). — Douleurs dans le côté droit, accompagnées de la toux et de vomissements. Les malades ont de la difficulté de rester couchés sur le côté droit. Traitement : sangsues, révulsifs (topique de Milan), *quassine*, 4 granules aux repas ; *ars. de strychnine*, *leptandrine*, *vératrine* et *hyosciamine ;* huit à dix granules de chaque par jour.

Hernie. — Nom donné à la tumeur formée par le déplacement d'une partie intestinale. Les hernies les plus communes sont : la *hernie ombilicale*, la *hernie inguinale* et la *hernie crurale*, ainsi nommées à cause des parties où l'intestin fait saillie. Les malades éprouvent des coliques violentes avec suppression des selles ; lorsque la hernie est étranglée, il y a des vomissements de matières fécales. Dans les hernies momentanément réductibles, on emploie le taxis ; on a conseillé comme efficaces, les pulvérisations d'éther sur la *tumeur herniaire* ; dès que la hernie est réduite, il faut la contenir par un bandange méthodique. Le traitement dosimétrique consiste à donner l'*ars. de srychnine* et l'*hyosciamine* ensemble ; un granule ensemble toutes les demi-heures jusqu'à effet. Je connais, à quelques kilomètres de mon domicile, un médecin, bel homme, mais bien ignorant, qui n'a jamais voulu consentir à opérer une hernie irréductible, déclarant n'avoir jamais fait cette opération. Il a fallu l'enivrer pour qu'il acceptât d'asister à l'opération que voulut faire, sous ses yeux et sous sa responsabilité, un pharmacien intelligent qui réussit très bien l'opération. Ce médecin français, dont le nom remplit la bouche et donne la tristesse, s'appelle le docteur Rabatjoie; c'est de lui que le docteur R... parle quand il dit à ses malades : « Si vous prenez ce que cet imbécile ordonne, il vous fera *crever*. » Il fait bon tomber en de pareilles mains!

Voici la formule d'une pommade qui vaut tous les remèdes secrets recommandés pour cette affection :

Lanoline	25 gr.
Extrait de grande consoude.	5 gr.
Acide tannique...........	2 gr.

Faire deux frictions par jour et contenir la hernie à l'aide du bandage ; souvent, après deux mois de ce traitement, les malades sont guéris sans avoir besoin de porter l'appareil.

Hydrocèle. — Nom donné à une tumeur formée par l'accumulation d'un liquide séreux plus ou moins épais dans le tissu du scrotum (enveloppe des testicules). Souvent cette infiltration produit un développement excessif du scrotum qui ressemble à une vessie.

Le traitement consiste à vider le scrotum à l'aide du trocart et à injecter dans l'organe une quantité déterminée de teinture d'iode ; ce traitement est sans danger et n'occasionne point de souffrance. Il m'a toujours réussi ; je l'ai pratiqué avec succès sur un vieillard de 80 ans qui avait déjà subi deux opérations inutiles.

Hydrophobie (rage). — On avait cru que le virus rabique existait exclusivement dans la salive des animaux malades, mais des expériences sérieuses, confirmées par les travaux du savant Pasteur, ont démontré l'existence de ce virus dans le cerveau, ce qui explique l'hallucination particulière propre aux animaux hydrophobes. En inoculant une portion minime du bulbe rachidien d'un animal enragé à un animal sain, la rage, dans tous les cas, s'est rapidement développée. La maladie ne se transmet pas par l'allaitement de la mère aux enfants. Pasteur, par l'inoculation d'un virus graduellement atténué, a prouvé que les sujets contaminés peuvent être mis à l'abri des accidents de cette terrible maladie. Des médecins sceptiques et des journalistes, Rochefort en tête, perdant de vue l'œuvre toute humanitaire de l'illustre physiologiste, l'appellent *charlatan !* mot qui est très bien placé dans la bouche d'ignorants jaloux, ce qui n'empêche des centaines de victimes d'être chaque jour préservées des accidents si redoutés de la rage et Pasteur est une des plus grandes gloires de notre siècle ; on ne raisonne pas avec les fous ! La méthode, fût-elle sans effet, son but n'en serait pas moins noble. Plusieurs fois, il est vrai, les journaux ont signalé des insuccès. Le « Petit Journal » du 21 mars 1890 a rapporté le fait suivant :

« Templenne (Nord). — Un journalier nommé Olivier « Floréan avait été mordu, il y a quelques mois, par un « chien qu'on supposait atteint d'hydrophobie. Il fut « envoyé à l'Institut Pasteur, d'où il revint complète- « ment guéri, croyait-on. Il y a quelques jours, les symp- « tômes de la rage se manifestèrent d'une façon alar- « mante, et, après plusieurs crises terribles, Olivier a « succombé dans des souffrances atroces. »

Ce triste résultat prouve que la belle découverte de Pasteur n'est pas infaillible et qu'il n'y a pas de règle sans exceptions.

Le traitement dosimétrique consiste à faire des injections hypodermiques de nitrate de pylocarpine et à donner : *ars. de strychnine*, *hyosciamine*, *camphre monobromé* et *cicutine*, dix à douze granules par jour. Le soir, trois granules d'atropine.

Hydropisie (anasarque). — Maladie caractérisée par l'accumulation d'un liquide épanché dans une ou plusieurs des cavités sérieuses naturelles. Lorsqu'un malade présente du gonflement des extrémités, que l'infiltration qui en est cause gagne les parties supérieures ou se termine par l'anasarque abdominale (l'ascite), cette hydropisie est toujours liée à une affection organique du cœur; dans ce cas, le malade est frappé d'asthénie générale accompagnée de dyspnée (difficulté de respirer). Si l'infiltration débute, au contraire, par le visage, l'hydropisie est consécutive à une affection du foie.

L'*hydropisie* a le plus souvent pour cause une affection du cœur et la pauvreté du sang. Si elle reconnaît pour cause une maladie des reins, c'est l'albuminurie ; si c'est le foie, c'est la cirrhose.

L'*anasarque* est l'hydropisie causée par une infiltration de sérosité dans le tissu cellulaire sous-cutané.

Traitement : *ars. de fer* et *de strychnine*, *digitaline* et *scillitine*, un granule de chaque huit à dix fois par jour.

Coquard dit plaisamment d'un hydropique :

Un ami de Bacchus, atteint d'hydropisie,
S'écria, sur le point de descendre au tombeau,
O Ciel ! comment mon corps peut-il être plein d'eau ?
Puisque je n'en bus de ma vie.

Hypocondrie. — Sorte de vésanie caractérisée par une susceptibilité extrême aux impressions physiques et morales.

Les malades atteints d'hypocondrie sont tristes, découragés, défiants, ombrageux, irrésolus, capricieux ; ils s'affectent et s'inquiètent de tout ; ils se croient atteints de maladies graves ; ils ont peur de la mort et y pensent toujours ; ils pleurent, se désolent et tout ce qu'on peut leur dire ne fait qu'exciter leur mélancolie, à moins que l'on soit assez heureux pour influencer le moral. Traitement : *ars. de strychnine* et *de caféine*, *digitaline* et *phosphure de zinc ;* sept à huit granules par jour ; sedlitz le matin.

Nous avons eu occasion de donner des soins à un malade, soigné par le docteur R..., pour une affection pulmonaire ; ce malade étant devenu hypocondriaque, ce fut pour combattre cet état que nous fûmes appelé ; il y avait en effet un bruit anormal indiquant que le poumon gauche avait souffert ; mais le docteur Rabatjoie, confrère du docteur R...,voulut démontrer,livre en mains, aux parents du pauvre diable, qu'il n'avait rien du côté de la poitrine ni du côté du cerveau, mais qu'il était atteint d'une maladie de la *moelle épinière*, et cet âne de le croire lui-même. Le docteur Debray écrivit dans une revue populaire : « qu'il connaissait à Paris un médecin à qui l'on devrait enlever son diplôme pour cause d'ignorance ». Si l'on devait enlever le diplôme à tous les impétrants ignorants, on ferait une épuration phénoménale.

Hystérie. — Cette maladie est une névrose propre aux femmes ; elle est caractérisée par des troubles nerveux, des spasmes, des crises, des convulsions et quelquefois par une paralysie plus ou moins étendue. Les malades éprouvent la sensation d'une boule qui semble monter de l'abdomen à la gorge (boule hystérique). Contre cette affection, on donne avec succès : *hyosciamine, ars. de caféine, picrotoxine, valérianate de zinc* et *camphre monobromé*. Sedlitz tous les matins.

Ictère (jaunisse).—Affection caractérisée par la couleur jaune de la peau et du blanc de l'œil, ainsi que par la couleur brune des urines due à la résorption de la substance colorante de la bile. Traitement : *ars. de strychnine, hyosciamine* et *leptandrine* ; un granule de chaque toutes les heures ; quatre granules de *quassine* aux repas. Sedlitz le matin.

Incontinence d'urine.—Ecoulement involontaire et non douloureux des urines, généralement pendant la nuit, ayant pour cause une inflammation de la vessie ou la paralysie du col de la vessie ; c'est cette dernière cause qui produit l'*incontinence* chez les vieillards. Traitement : *ars. de strychnine, ars. de fer* et *hydroferrocyanate de quinine ;* sept à huit granules de chaque par jour.

Insomnie. — Elle peut avoir pour causes la surexcitation ou la fatigue du cerveau. Il faut éviter les narcotiques autant que possible : on la combattra par l'*ars. de strychnine, l'aconitine, la digitaline* et *le sel de Grégory ;* 3 granules, de chaque, ensemble le soir.

Laryngite (voir *angine*).— Inflammation de la muqueuse du larynx due à un refroidissement ou à une transpiration supprimée. Cette affection se présente sous des formes très diverses ; en général, la voie est altérée, on éprouve de la gêne dans les actes de la déglutition et de la respiration ; le larynx, très sensible, est le siège de picotements qui occasionnent une toux nerveuse très pénible. La laryngite s'accompagne, dans la période aiguë, de fièvre. Traitement : révulsifs, boissons chaudes, émolientes ; *aconitine*, *cocaïne*, *ars. de quinine,* huit granules par jour. Si l'inflammation n'a atteint que la muqueuse buccale, c'est une *stomatite* qui peut être *simple, aphteuse, mercurielle, gangréneuse.* Sous sa forme simple, la stomatite disparaît promptement sous l'influence de gargarismes au *chlorate de potasse ;* il en sera de même pour la *stomatite aphteuse* dont on touchera les petites ulcérations avec le *nitrate d'argent.* Pour les autres cas, combattre les causes.

Leucorrhée (pertes blanches) (voir *anémie*). — Faire usage des ferrugineux et prendre des injections à l'acide tannique (cinq grammes pour un litre d'eau).

Méningite. — C'est l'inflammation de l'arachnoïde et de la pie-mère (deuxième et troisième membranes qui enveloppent le cerveau et la moelle épinière). Suivant le siège de l'inflammation, on a donné à cette maladie les noms de *méningite cérébrale*, *spinale*, *cérébro-spinale*, trois formes qui ont beaucoup de ressemblance entre elles.

La *méningite* débute ordinairement par des maux de têtes violents (céphalalgie) avec trouble dans les mouvements, agitation, fièvre continue (39, 40, 41° c.) ; sensibilité de la vue avec contraction des pupilles, délire, constipation, quelquefois diarrhée accompagnée de vomissements. Après une durée de douze à quinze jours, la méningite passe dans sa deuxième période dont les symptômes sont : assoupissement, paralysie d'un ou plusieurs membres, rétention ou incontinence d'urine ; évacuation involontaire des excréments et de la salive ; la dilatation des pupilles, enfin surdité.

Traitement : Pendant la première période, *aconitine, vératrine* et *hydroferrocyanate de quinine ;* un granule de chaque, ensemble, toutes les demi-heures, jusqu'à cessation de fièvre. Dans la seconde période, donner : *acide phosphorique*, *ars. de strychnine ;* un granule de chaque toutes les demi-heures. Dès que l'affection est déclarée, appliquer deux ou trois sangsues à la nuque, faire un usage modéré de linges imbibés d'eau glacée. Tous les matins, sedlitz granulé.

Méningite tuberculeuse ou granuleuse. — Cette affection particulière au jeune âge frappe ordinairement les enfants de un à douze ans ; elle est caractérisée par le développement, sur les parties enflammées du cerveau ou de la moelle, d'un grand nombre de granulations de la grosseur d'un grain de mil et de couleur variable. L'affection débute, le plus souvent, brusquement ; les malades éprouvent des douleurs cérébrales très fortes, accompagnées de convulsions et se termine par l'*hydrocéphalite* (hydropisie du cerveau et particulièrement des ventricules), par l'idiotisme ou la paralysie. Cette grave maladie, qui résiste aux moyens ordinaires, est facilement combattue et détruite par la DOSIMÉTRIE, qui donne dans ce cas : au début, *l'ars. et l'hydroferrocyanate de quinine, la brucine ;* un granule de chaque toutes les demi-heures, jusqu'à effet. Plus tard, *aconitine, digitaline, hydroferrocyanate de quinine*, un granule ensemble de demi-heure en demi-heure. Sedlitz le matin.

Muguet (stomatite). — Est caractérisé par une éruption de petites pustules blanches, de nature aphteuse, qui se développent sur toutes les muqueuses, principalement sur la muqueuse buccale, la langue et les lèvres. Cette affection est causée par un parasite cryptogame auquel on donne le nom d'*oïdium albicans ;* elle est liée à l'inflammation des muqueuses.

Le *muguet* frappe les enfants du premier âge, il s'accompagne de diarrhée, de vomissements ; il est souvent lié à une inflammation des intestins (entérite) et se remarque chez des enfants ayant apparence de santé, mais faibles et d'une constitution délicate ; plus souvent on l'observe chez des enfants anémiques ou atteints d'affection chronique.

Traitement : lotion, sur les parties malades, de jus de citron et borax, ou d'une solution d'acide salicylique ; donner *ars. de fer et de strychnine ;* un granule ensemble, trois fois par jour. Sedlitz le matin.

Myélite (inflammation de la moelle épinière). — Cette affection cause des douleurs aiguës qui font jeter des cris aux malades. On donne, contre cette affection : *aconitine, cicutine, hyosciamine, camphre monobromé ;* cinq à dix granules par jour. Sedlitz le matin. Frictions de térébenthine camphrée sur les parties douloureuses.

Névralgies. — Douleurs vives, continues et intermittentes, avec redoublement d'accès qui s'étendent sur le trajet du nerf malade. Le plus souvent, c'est l'enveloppe commune du nerf (le névrilème) qui est le siège de l'inflammation, et, dans ce cas, le nerf, très sensible, se dessine sur la peau comme une petite corde tendue, reconnaissable à une trace rouge et brûlante.

Les névralgies sont très communes, ont un grand nombre de causes et comprennent plusieurs variétés ; les principales sont :

La *névralgie faciale* ou *tic douloureux de la face* est due à l'inflammation de la branche frontale ou sous-orbitaire du trijumeau.

Névralgie hémicrânienne ou *céphalalgie* (voir ce dernier mot).

Névralgie temporale due à l'inflammation des rameaux temporaux du facial. C'est une névralgie extrêmement vive de ce genre que nous avons eu avec l'influenza.

Névralgie du cœur (voir *cœur*).

Névralgie de l'estomac (voir *estomac*).

Entéralgie (névralgie viscérale des intestins. — Affection pénible et très douloureuse.

Névralgie sciatique (voir *goutte et rhumatisme*). Elle est causée par l'inflammation du nerf le plus considérable de l'économie, le *grand sciatique* et ses dérivés.

Névralgie de l'oreille (voir *oreille*).

Névralgie de l'anus. Désignée sous le nom de *proctalgie*, elle présente cette particularité d'être rarement accompagnée d'inflammation.

Omalgie. — Névralgie qui occupe l'articulation *scapulo-humérale* (l'épaule).

Ostéalgie. — Douleurs dans les os.

Chez la femme, l'*oophralgie* (névralgie de l'ovaire) est excessivement douloureuse (voir *dysménorrhée* et *ovarite*).

Dans ces cas, on a recommandé bien des remèdes dont on a usé et abusé sans crainte de compromettre l'estomac et la constitution des sujets : en première ligne, il faut placer la morphine en injections hypodermiques, *l'opium*, *le chloral*, *l'antipyrine* devenue à la mode, *le sulfonal*, *l'exalgine*, etc. Nous avons essayé tous ces divers agents sur nous-mêmes au point de vue de l'action calmante et dormitive, et nous avons constaté par les uns, un état d'ivresse, laissant le cerveau, au réveil, comme assommé, abruti, sans donner pourtant une somme de soulagement équivalente à la fatigue éprouvée ; on éprouve souvent des envies de vomir, des crampes à l'estomac.

La Dosimétrie donne contre chaque cas un traitement approprié selon l'état du sujet, son âge, sa constitution, le siège et le degré du mal; le traitement général consiste à prendre : *hydroferrocyanate de quinine, vératrine, aconitine, codéine, bromhydrate de cicutine et de morphine ;* un granule de chaque ensemble, de demi-heure en demi-heure, jusqu'à effet. Sedlitz le matin, topiques de Milan ou mouches de Milan morphinées sur le trajet du nerf malade et sur le siège des douleurs. Le liniment de Laborde réussit quelquefois à calmer les douleurs, il est composé : d'essence de térébenthine 250 grammes ; chloroforme et laudanum de Rousseau, huit grammes de chaque; trois à quatre frictions par jour.

Obésité (exagération de l'embonpoint dû au tissu graisseux, anormalement développé et accumulé sous la peau, avec apparence de santé). Il faut éviter de faire maigrir les obèses trop rapidement et surtout leur conseiller de ne pas faire usage des spécialités recommandées pour ce cas à la quatrième page des journaux, parce que ces remèdes contiennent une grande quantité d'*iodure de potassium* qui a une action nocive sur l'organisme.

Les obèses sont généralement amis du repos, du lit et d'une bonne table, toutes causes propres à augmenter le volume du corps. Les obèses sont exposés aux congestions cérébrales ; chez eux tout est gêné, surtout la circulation, aussi ont-ils de la difficulté à se mouvoir et à respirer.

Traitement : *ars. de soude et de strychnine*, cinq à six granules de chaque par jour. Sedlitz tous les matins.

Régime : deux repas par jour, composés d'un bouillon, une viande rôtie, un légume vert, un ou deux œufs et une salade, peu de pain, s'abstenir des farineux, de la bière, de sucreries et de laitage. Boire aux repas deux verres de vin pur de Bordeaux ou de Bourgogne ou du vin blanc sec ; boire une tasse de café sans sucre.

Onanisme. — Cause commune de bien des maux.

Oreille (maladie de l'). — *Otalgie*, névralgie de l'oreille due à l'inflammation du nerf auditif et quelquefois à celle du nerf auriculo-temporal. On la combat par la *cicutine*, le *bromhydrate de quinine*, le *sulfate de strychnine et l'hyosciamine ;* un granule de chaque de demi-heure en demi-heure, jusqu'à effet.

Nous avons plusieurs fois signalé l'effet, merveilleux par son instantanéité, du jus de l'ortie commune versé dans l'oreille, siège d'une douleur aiguë; nous avons des cas qui avaient résisté à la morphine et autres moyens puissants et qui ont été guéris par le jus de l'ortie. (Voir aux *accidents*.) Le jus d'ortie est aussi un hémostatique puissant.

A la date du 18 mars 1890, une personne de Saint-Imier m'écrivit ce qui suit :

« La fillette en question a commencé sa maladie par « l'Influenza, trois jours avant le nouvel an ; elle se « plaignait de maux d'oreille et de l'os de derrière l'oreille;

« sa mère, inquiète, demanda le docteur, qui ordonna « du baume tranquille, des injections de camomille et « une pommade à l'iode; ce traitement fut continué « sans amélioration jusqu'à fin janvier. Alors, le doc- « teur, ne sachant plus que faire, conseilla de faire entrer « l'enfant à l'hôpital de l'Isle, à Berne, déclarant qu'elle « avait la carie des os et qu'une opération était néces- « saire. L'enfant fut conduite à Berne et, huit jours « après son entrée à l'hôpital, les parents reçurent une « lettre de Berne, leur annonçant la guérison de leur « fille qu'ils pouvaient aller chercher. Au dire du pro- « fesseur, elle était complètement guérie, l'enfant était « très pauvre de sang, mais n'avait point la carie des os « et il n'y avait pas d'opération à faire. Le père alla « chercher sa fille, mais, dès les premiers jours, les « mêmes douleurs se sont reproduites. Le premier doc- « teur fut redemandé, ordonna la pommade iodée, et « l'oreille ayant coulé, il affirma que c'était bien une « carie des os, et qu'il fallait reconduire l'enfant à « Berne, etc. »

Voilà une histoire édifiante, concernant les avis contraires d'un médecin et d'un professeur. La carie osseuse ne se déclare jamais d'emblée, mais insensiblement étant liée à la scrofulose. Le sujet, très anémique, avait une otalgie et une névralgie consécutive à l'anémie.

Otite (inflammation aiguë de l'oreille). — L'*otite* peut être interne. On donne *ars. strychnine et hyosciamine*, un granule ensemble huit à dix fois par jour; fumigations; topique de Milan sur le cou; sangsues derrière l'oreille.

Otorrhée (écoulement chronique, purulent de l'oreille).— Le pus, d'une odeur repoussante, est blanc ou jaunâtre ; elle est idiopathique. Cette affection se rattache assez souvent à un vice constitutionnel (scrofule, syphilis). Elle peut se manifester à la suite de quelques fièvres (fièvres typhoïde, scarlatine). Le traitement doit toujours viser la cause. L'*otorrhée* entraîne ordinairement la perte totale ou partielle de l'ouïe. Contre cette affection, il faut donner : *ars. de soude, iodure d'ars.* et *d'ars. de fer ;* un granule de chaque, sept à huit fois par jour, après les repas, *chlorhydrophosphate de chaux.* Sedlitz granulé le matin. Injections de thymol dans l'organe malade.

S'il y a surdité, faire des frictions sous la partie inférieure de l'oreille (derrière le lobule) avec une pommade composée d'une partie de vératrine pour 30 d'axonge.

Ovarite. — Inflammation de l'ovaire, organe principal de l'appareil génital de la femme et où se forment les œufs. L'*ovarite* est caractérisée par une augmentation de volume très variable de forme, arrondie ou ovale ; l'utérus, le rectum et la vessie peuvent être comprimés.

Cet état s'accompagne de douleurs vives dans l'aine et rend la marche pénible. Cette affection est assez fréquente après les couches ; elle se manifeste encore après la cessation brusque des règles ou à la suite d'une violence.

Les malades éprouvent quelquefois des vomissements ; si la tumeur est volumineuse, elle cause des crampes et la constipation, avec envies fréquentes d'uriner. L'ovarite attaque plus souvent l'ovaire gauche que le droit.

Le traitement consiste à donner : *digitaline*, *hyosciamine*, *sulfate de strychnine ;* un granule de chaque, huit à dix fois par jour ; bains, cataplasmes, topique de Milan.

Ozène (sentir mauvais). — Les personnes atteintes de cette gênante affection répandent autour d'elles une odeur repoussante. C'est une affection des fosses nasales due à l'inflammation de la membrane pituitaire qui s'ulcère et à la carie des os *éthmoïde* et *vomer ;* on lui donne vulgairement le nom de *punaisie*. Cette maladie est fréquente chez les scrofuleux et les syphilitiques ; elle n'est pas rare chez ceux qui ont reçu des coups violents sur le nez ou qui ont cet organe rétréci. Traitement : priser plusieurs fois par jour une poudre composée de *camphre* et d'*iodoforme* triturés avec quelques gouttes de *myrtol*. Prendre *ars. de soude*, huit granules par jour, et solution de *chlorhydrophosphate de chaux* à 25 gram. pour un litre d'eau, 2 verres à liqueur par jour.

Panaris (mal d'aventure).—Superficiel, sous-cutané ou profond, le *panaris* est toujours dû à l'inflammation des parties molles des doigts ; dans le premier cas, appelé vulgairement *tourniole*, le panaris se manifeste par l'inflammation du derme ; dans le second, il se présente plus particulièrement à la face dorsale de la première phalange ; enfin, le panaris profond attaque les parties superficielles, puis les parties profondes, enfin, il gagne rapidement les tendons ; le malade perd ordinairement les trois phalanges, à moins que la gangrène en soit la suite funeste, ce qui amène généralement la mort. Ce mal survient le plus souvent à la suite de coupures ou de piqûres, et l'on a remarqué que le pouce et l'index de la main droite sont plus souvent atteints que les autres doigts. Traitement : au début, appliquer quelques sangsues à la base des parties malades et recouvrir ces parties d'une pommade fondante et calmante.

Dans les campagnes, on croit beaucoup trop à l'efficacité de certains remèdes, le plus souvent inutiles et dangereux. Dans les cas simples, un cataplasme de *renouée oviculaire* ou poivre d'eau réussit très bien. Quant à l'eau bouillante, c'est un procédé plus nuisible qu'utile.

Contre les douleurs, prendre un peu de chloral ; s'il y a fièvre, prendre un granule d'*hydroferrocyanate de quinine* de demi-heure en demi-heure.

Peau (maladie de la). — Les affections de la peau sont nombreuses et communes.

Lorsque Raspail, l'illustre défenseur des pauvres, avança que notre corps est un nid de parasites, que toutes les maladies sont dues aux *infiniment petits* qui naissent, se développent et se reproduisent dans l'organisme. Les incrédules, il y en aura toujours, crièrent au mensonge, au charlatinisme ; les savants rirent, plaisantèrent et lancèrent pendant longtemps des sarcasmes à l'adresse du célèbre micrographe. Ils oublient trop souvent, les pauvres savants, que l'*amide* et la *monère* sont leurs plus antiques ancêtres. Les travaux du savant physiologiste Pasteur ont sanctionné ceux de Raspail, et Mme de Sévigné avait cent fois raison de dire que ce ne sont pas toujours les gros qui mangent les petits.

Chacun son tour, je prétends que c'est juste. De tous les parasites, de tous les destructeurs, trouvez-moi un animal plus stupide, plus méchant, plus désorganisateur que l'homme et je vous donnerai un merle blanc.

Les principales maladies parasitaires sont :

L'*Acné* qui se présente sous forme de petits boutons purulents, nombreux sur le visage, la poitrine et le dos, ces boutons laissent une petite cicatrice à peine visible, quelquefois violacée. *La couperose* et l'*acné* sont remarquables par des traînées rougeâtres au visage et aux ailes du nez. Traitement : sedlitz ; *ars. de soude et vératrine;* sept à huit granules par jour. Bains de son.

Ecthyma. — Il est caractérisé par l'éruption de pustules peu nombreuses qui se couvrent de croûtes brunes, épaisses, laissant, après leur chute, des taches rougeâtres avec cicatrices. Généralement causé par des excès, *l'ecthyma* est combattu par les bains adoucissants ; la *vératrine* et *l'ars. de soude,* sept à huit granules par jour. Sedlitz le matin.

Eczéma. — Il se distingue par l'éruption de petites vésicules, agglomérées sur une surface rouge et remplies d'un liquide âcre, brûlant, qui s'épaissit sous forme d'écailles et cause de vives démangeaisons. Il peut être aigu ou chronique. Traitement : sedlitz ; *vératrine, ars. de soude*, bains émollients.

Gale. — Affection contagieuse causée par un arachnide microscopique, *l'acarus scabiei* (sarcopte de la gale) ; elle se développe sur tout le corps, excepté le visage, mais principalement entre les doigts. La gale se propage rapidement en causant des démangeaisons insupportables. Traitement : bains sulfureux, frictions de térébenthine camphrée, de pétrole. Prendre *vératrine, ars. de fer et de soude ;* un granule de chaque, sept à huit fois par jour.

Herpès (dartre). — Affection éruptive caractérisée par des vésicules réunies en groupe qui se dessèchent et se couvrent de croûtes qu'accompagne une douleur profonde. Traitement : régime rafraîchissant ; pommade au soufre et au goudron ; bains sulfureux.

Ichtyose. — Affection assez rare, caractérisée par l'exfoliation de l'épiderme qui prend l'aspect de plaques ou d'écailles d'épaisseur et de couleurs variables. Cette altération profonde de la peau a trois degrés : l'*ichtyose simple,* l'*ichtyose nacrée,* l'*ichtyose serpentine* ou *cyprine* et l'*ichtyose cornée.* L'*ichtyose simple* se présente sous forme d'écailles isolées, blanchâtres, luisantes et paraissant recouvertes de farine. L'*ichtyose nacrée,* comme son nom l'indique, a l'apparence de la nacre, les écailles sont de plus grande dimension. L'*ichtyose serpentine* ou *cyprine* se présente sous forme de masses serrées, considérables ; l'épiderme a une couleur vert-foncé qui ressemble un peu à la peau de quelques serpents et de certains poissons. L'*ichtyose cornée* est en plaques dures, foncées et cornées, qui ont quelquefois la forme d'aiguillons compaques et noirs. Les parties généralement atteintes sont les extrémités, puis l'abdomen, l'estomac, le dos. Les autres parties ne sont jamais atteintes, à part la face qui l'est très rarement.

Les causes de cette maladie ne sont pas connues malgré son hérédité incontestée. Cette affection est rebelle aux traitements ordinaires.

Les bains alcalins et les frictions de glycérolé d'amidon sont les moyens qui améliorent le mieux l'état des malades.

Donner l'*ars. de soude*, l'*iodure de soufre* et la *vératrine*, un granule de chaque six fois par jour.

Impétigo. — Affection pustuleuse, commune chez les enfants et qui offre beaucoup d'analogie avec l'eczéma. *L'Impétigo* se présente sous forme de taches rouges régulières, principalement à la tête, au visage et sur les membres ; l'humeur qui remplit ces pustules se dessèche en donnant naissance à des croûtes jaunes ou verdâtres. Il faut empêcher les malades de se gratter. Traitement : bains sulfureux, sedlitz ; *ars. de soude* et *iodure de soufre*, sept à huit granules par jour.

Intertrigo. — Inflammation de la peau due aux frottements de la peau sur elle-même dans les différents plis naturels de l'aine, des fesses, des aisselles, etc.; il se manifeste surtout chez les personnes grasses et s'accompagne souvent de crevasses. Soins hygiéniques ; bains de siège émollients.

Lichen. — Affection cutanée qui se reconnaît à une éruption de papules rougeâtres ou de couleur de la peau, disposées en groupes, avec prurit et chute de l'épiderme. Traitement : combattre la cause ; donner *iodure de soufre, ars. de soude* et *vératrine ;* sept à huit granules par jour.

Lupus. — Maladie de peau caractérisée par des tubercules, de volume variable, solitaires ou en groupes, qui finissent par s'ulcérer (dartre rongeante). Le *lupus* est le plus souvent lié à la syphilis et la scrofulose et s'attaque le plus souvent aux lèvres et aux ailes du nez. Ces ulcères laissent des traces profondes et sont assez difficiles à guérir. On obtient de bons résultats avec *l'ars. de soude, l'iodure d'ars., sedlitz ;* pommade appropriée ; combattre la cause.

Mentagre (sycosis). — Dartre pustuleuse qui attaque le menton et les parties recouvertes de barbe ; cette maladie est constituée par un champignon parasitaire, le *mycrosporon mentagrophite*, assez semblable à celui de la teigne tonsurante. Traitement : pommade appropriée, *ars. de fer et de soude*, sedlitz, soins hygiéniques.

Pellagre. — Maladie cachectique, quelquefois épidémique, caractérisée par une rougeur superficielle, accompagnée de dérangement des fonctions digestives avec trouble du système nerveux et particulièrement des fonctions intellectuelles. Cette affection est due à la misère, aux privations, aux excès, aux fatigues excessives; elle frappe surtout les sujets épuisés, s'accompagne de diarrhée et d'inflammation de la membrane muqueuse qui tapisse la bouche; elle a l'aspect du scorbut. La peau se couvre de croûtes noirâtres, qui se terminent par l'ulcération. Les malades sont tristes ; ils éprouvent des bourdonnements d'oreilles, des vertiges et ont une tendance au suicide. Traitement : *ars. de caféine, de fer, de strychnine et cocaïne ;* un granule de chaque, cinq à six fois par jour ; *quassine* aux repas ; régime tonique, eaux sulfureuses.

Pemphigus ou *pemphigo.* — Maladie de peau caractérisée par des bulles, d'un volume variable, remplies d'un liquide, d'abord limpide, puis trouble et rougeâtre ;

ces bulles se développent sur toutes les parties du corps. La partie frappée est d'un rouge, quelquefois livide, lorsqu'il est de nature syphilitique, et se montre sur le visage et sur les faces palmaires des extrémités. Cette affection, outre sa laideur, cause de vives démengeaisons. Traitement : détruire la cause; sedlitz tous les matins; *ars. de soude, iodure d'arsenic* et *vératrine ;* un granule de chaque, six fois par jour; détruire la cause; bains sulfureux.

Psoriasis (lèpre vulgaire). — Affection commune, non contagieuse ; elle se déclare généralement au commencement du printemps ou de l'automne, sous forme de plaques lenticulaires, noires ou blanches, faisant saillies et disséminées, étendues en plaques irrégulières entourées d'un cercle rougeâtre. Traitement : bains sulfureux ; *ars. de soude* et de *fer ;* un granule ensemble, 7 à 8 fois par jour; sedliz granulé, le matin.

Le pian. — Inconnu en Europe, cette affection est propre en Amérique du Sud ; elle est caractérisée par des productions tuberculeuses et écailleuses que l'on a comparées à des framboises.

Prurigo (prurit, démangeaisons vives et insupportables). — Cette affection frappe les femmes à l'âge critique, les vieillards et les enfants; elle est caractérisée par des boutons sans pus, qui sont peu saillants et peu douloureux; parfois, ils sont larges, nombreux et déterminent les démangeaisons qui augmentent la nuit, empêchant les malades de dormir; les boutons se développent sur les épaules, la nuque, les organes génitaux urinaires (voir *prurit vulvaire et vaginal.* Traitement :

sedlitz, le matin; *vératrine, ars. de soude et aconitine ;* un granule ensemble, 8 fois par jour; bains sulfureux ou d'amidon.

Le *Yaw*. — Ulcère contagieux qui se développe sur le front des nègres de la Guinée. Régime tonique; pommade appropriée ; sedlitz.

Zona. — Affection herpétique (voir *herpès)* qui se développe sur le trajet d'un nerf sensitif. Elle produit une douleur assez vive, principalement avant la sortie des pustules qui s'étendent sur la région du nerf atteint. Il est rare que le *zona* ne laisse après lui des névralgies assez difficiles à guérir, si on ne s'y prend à temps. Traitement : *ars. de soude, aconitine, vératrine, cicutine ;* un granule ensemble, 7 à 8 fois par jour; régime tonique; sedlitz, le matin.

Péricardite (Inflammation de l'enveloppe membraneuse du cœur, le péricarde). — Cette affection cause de vives douleurs dans le côté gauche, semblables à celles que produiraient des coups de poignard. Il y a généralement de la fièvre; la toux est pénible et brève ; la respiration, difficile et courte ; voussure de la région malade. Traitement : topique de Milan sur la région malade; sedlitz; *acotine, digitaline, vératrine, ars. de soude* et *hyosciamine ;* un granule ensemble, de demi-heure en demi-heure, jusqu'à effet.

Péritonite (Inflammation du péritoine, membrane séreuse qui recouvre tous les organes abdominaux et tapisse les parois abdominales). Cette affection, toujours grave, exige un traitement énergique et prompt.

L'affection débute par des frissons, malaises généraux, pouls faible, petit, quelquefois accéléré, urines foncées, quelquefois rares; ventre tendu, douloureux à la pression; selles supprimées, face pâle, traits décomposés, vomissements abondants, d'abord blancs, puis verdâtres. Le malade jette des cris et tombe dans un abattement général, il voit l'heure fatale approcher. Les causes de la *péritonite* sont les transitions brusques du chaud au froid, l'absorption de boissons froides, les coups sur le ventre, les couches laborieuses. Traitement : *hydroferrocyanate de quinine, strychnine, vératrine, digitaline, aconitine, hyosciamine;* un granule ensemble toutes les demi-heures jusqu'à effet. Nous n'avons jamais perdu un sujet atteint de péritonite, traité par la **dosimétrie**, et cette dangereuse affection n'est pas sujette à récidiver comme cela arrive en cas de réussite par traitement allopathique.

Phtisie (poitrinaire). — Toute personne qui a un simple rhume de poitrine est donc un poitrinaire, et l'on est porté à voir dans ce terme l'expression d'un mal incurable; souvent même, des malades atteints d'une bronchite ou autre affection s'entendent dire le mot *poitrinaire;* ils se frappent, s'imaginant être incurables, et cette stupide croyance ne contribue pas peu à abréger leurs jours; les personnes qui entourent ces malades doivent être très prudentes et les encourager, à chaque instant, en détournant leur attention de la maladie qui les tourmente et les distraire autant que possible. Nous avons guéri des malades condamnés et nous avons réussi de circonscrire des cavernes tuberculeuses.

La tuberculose, qui est la dégénérescence des tissus par un bacille caractéristique, serait aussi bien dénommée *granulose*, car ce sont bien des granulations microscopiques que le microbe produit.

Chez les enfants, la tuberculose intestinale est très commune à cause de la mauvaise habitude qu'ont les nourrices de donner aux enfants du lait cru. On écarte tout danger en faisant bouillir préalablement le lait. (Voir *Carreau.*)

Un sujet, dont l'organisme est envahi par des mouvements fébriles, dont le regard, particulièrement expressif, indique une imagination vive ; nature délicate, vraie sensitive, chez qui la toux s'annonce d'abord par quintes nerveuses, de courte durée, avec la pommette des joues d'un rouge vif, tranchant sur la pâleur du visage ; ajoutons y l'anxiété peinte sur la physionomie et vous aurez le tableau complet produit par le feu consomptif de la *phtisie pulmonaire*. Au début de la *phtisie*, les crachats sont épais, visqueux, mêlés de sang pur, et des craquements humides se font sentir au sommet de la poitrine ; dans la période de consomption, la dernière, les crachats sont grumeleux, arrondis en petits paquets, ressemblant à une petite fleur desséchée ; les cavernes sont dénoncées par un gargouillement ou des souffles sonores ; les malades maigrissent rapidement, ils supportent mal la nourriture ; enfin, les sueurs profuses et la diarrhée finissent de les épuiser ; si la gangrène frappe les poumons, les crachats sont noirâtres et d'une odeur fétide.

Il y a deux sortes de *phtisies* : la *phtisie caséeuse*, toujours curable, et la *phtisie tuberculeuse*, dont les expectorations et les déjections contiennent des *bacilles* que décèle le microscope. Traitement : le sulfite de soude est un médicament sérieux, qui, en beaucoup de cas, a donné de bons résultats.

La *dosimétrie* donne avec succès : *hypophosphite de strychnine, iodoforme, hypophosphite de chaux, codéine, cocaïne ;* un granule ensemble 7 à 8 fois par jour ; aux repas, *ars. de fer* et *quassine ;* contre la diarrhée, *cocaïne, ars. de caféine, iodoforme ;* contre les sueurs profuses, *picrotoxine* et *sulfate d'atropine ;* 3 granules de chaque, ensemble, le soir.

Si, pendant le cours d'une longue maladie, les pieds enflent, puis les jambes, ce qui effraye le plus les phtisiques, c'est l'indice d'une fin prochaine, et ces symptômes se produisent chez tous les malades qui s'éteignent de langueur, chez ceux dont le sang est d'une remarquable pauvreté et enfin chez ceux qui sont frappés de consomption.

Beaucoup de malades, impatients de guérir, essayent de tous les remèdes ; il y en a même qui voudraient guérir sans se soigner, en commettant toutes les imprudences, ce qui est matériellement impossible.

Le docteur Koch, de Berlin, a d'abord déclaré que ses expériences sur le traitement curatif de la phtisie avaient échouées, puis il affirma plus tard que ce traitement avait pleinement réussi : qu'il tue le bacille et reconstitue les forces du malade ; mais il a soin d'ajouter que sa *solution* est une préparation difficile, très coûteuse et, partant, à la portée seulement des riches ; enfin, le docteur Koch n'a pas l'espoir de guérir les phtisiques à un degré avancé, son produit détruisant le bacille de la tuberculose, mais n'ayant aucune influence sur les autres parasites qui pullulent dans les poumons malades. Le docteur Koch n'a donc rien trouvé de nouveau sous le soleil !

Depuis longtemps, j'applique un traitement qui réussit généralement aux tuberculeux à tous les degrés, de la phtisie s'entend, car la tuberculose a des formes diverses et pour chacune les symptômes sont variables. Jusqu'au deuxième degré, la mort est une exception ; à la troisième période dite de *consomption*, les sujets épuisés, émaciés par la toux, les pertes du sang, les sueurs profuses, obtiennent un profond soulagement et l'on peut souvent prolonger leur existence.

Pour combattre avec succès cette terrible maladie, les malades n'ont qu'à ne pas attendre l'apparition des symptômes les plus graves et les plus alarmants. Puis il faut se persuader qu'il y a chez les phtisiques un ennemi plus terrible que les bacilles à combattre, c'est le moral ! Des sels d'or et d'argent forment la base du traitement de Koch ; or, Moïse employait de son temps *l'or potable*, dont la formule est restée inconnue.

Un émule du docteur Koch, M. Mathieu, officier de santé à Estissac (Aude), et pour qui le *Petit Journal* a pris fait et cause, a découvert un traitement curatif de la tuberculose, ce qui résulte du moins des nombreux témoignages de malades soignés et guéris par ce modeste praticien.

Parce que M. Mathieu a divulgué son procédé, les grands médecins de Paris, des journalistes et l'Académie, ont fulminé contre l'officier de santé et l'ont traité de *charlatan*, ce qui ne devait pas manquer. Et pourquoi ?

me direz-vous ? Pourquoi ! Vous êtes candides ! Parce que l'Académie ne voudrait voir surgir quelque progrès que de son sein ; ces messieurs ne peuvent comprendre qu'un simple officier de santé puisse avoir une cervelle bien chargée de principe intellectuel, surtout quand il est placé dans un simple chef-lieu de canton.

Ecoutez les :

« Comment ! Mathieu, guérir la tuberculose ! Allons « donc ! vous n'y pensez pas ! Koch, oui, c'est possible, « un grand savant allemand ! Mais Mathieu n'est qu'un « vulgaire empirique, un *charlatan !* N'en parlons « plus ! »

Un autre dit : « Mathieu n'est pas docteur en méde- « cine ! L'Académie prétend que Mathieu ne lui appar- « tient pas, ce qui est vraiment dommage pour la docte « et immortelle assemblée ! »

Des journalistes affirment que le système de Mathieu ne repose pas sur des bases scientifiques et qu'il est enveloppé de mystères charlatanesques. Le spirituel docteur, qui a seul de l'esprit dans le *Petit Journal*, attribue les cures à ce *quelque chose* qu'on appelle la crédulité. Enfin, l'on en finirait pas s'il fallait énumérer les critiques et les éloges faits à M. Mathieu.

Il est à craindre que les résultats du système Pasteur laisseront derrière eux ceux de Koch ; pour celui-là, les journaux enregistrent chaque semaine des insuccès ; des individus mordus, puis soignés à l'Institut, sont morts chez eux de la rage, après un temps plus ou moins long. Il est bon de faire remarquer que, parmi les individus mordus, ceux qui récoltent le virus sont l'exception. Beaucoup de journaux recommandent, à l'exemple de nombreux praticiens, de ne pas s'emballer pour un système qui peut causer de nombreuses illusions et de cruelles déceptions. Il faut surtout retenir que Koch lui-même est très circonspect ; il prétend détruire la tuberculose à son premier degré seulement, mais il ne garantit pas, et pour cause, l'improductivité du microbe.

Un pharmacien, de mes amis, me disait dernièrement : Toutes ces injections antimicrobiennes me paraissent bien risquées, et je crois qu'elles sont tout simplement faites avec l'*eau mère* de laquelle on a extrait la *morphine* ; cet alcali végétal éliminé, ce qui reste de cette *eau mère* peut parfaitement donner les résultats tant cherchés par les physiologistes, sels métalliques en sus.

La phtisie, il est vrai, est, sous ses deux formes, la grande faucheuse humaine, grâce à cette particularité qu'elle est éminemment contagieuse par l'air, par les aliments, par les sueurs, par le contact de la peau et les rapports conjugaux. C'est donc un terrible ennemi à combattre, et l'on doit louer ceux qui, par leur travail, cherchent à éteindre ou diminuer les ravages causés par ce terrible fléau. Hier, on essayait le sang de chèvre, demain on essayera le sang de baleine ou de cochon, et Dieu sait où s'arrêteront les recherches !

Si Molière pouvait renaître de ses cendres, il ne changerait pas d'opinion ; il croirait se trouver en présence des mêmes médecins et de la même académie, et il leur dirait : Vous êtes toujours les mêmes ânes ! vous êtes des savants *in extremis !* Après la mort, vous discutez du *ceci*, du *cela !* du *oui*, du *non !* du *tant-pis*, du *tant-mieux !* du *il aurait fallu* ou du *si l'on avait fait !* Et les morts partent, les nouveaux succèdant aux nouveaux, les vieux aux jeunes, les jeunes aux vieux, sans que vous puissiez rien y faire, savants docteurs ! Vous voulez vaincre le microbe et c'est lui qui vous tue ! Il n'y aurait pas encore beaucoup de mal, si vous laissiez en paix ceux qui, plus modestes, retirés dans quelque modeste bourgade, cherchent à abréger le cours des maux en véritables bienfaiteurs de l'humanité.

Mais, c'est dit : vous ne voulez rien recevoir du dehors et, pour comble, vous traitez de *charlatans* vos élèves ; Dieu sait ce que doivent être les **maîtres ! !**

En attendant, retenez bien que les plus beaux discours, les plus belles théories, seront toujours éclipsés par les résultats de la plus simple pratique. Celui qui connaîtra la maladie avant la mort sera toujours plus habile que celui qui l'expliquera après ; et partout, en tout lieu, le meilleur médecin sera toujours celui qui guérira le mieux.

En écrivant ces lignes au commencement de décembre dernier, je ne me doutais guère, qu'avant la fin de ce même mois, la lymphe Koch serait abandonnée. Dans une réunion d'hygiénistes, on a poussé l'inconvenance jusqu'à appeler la lymphe une véritable *Koch... onnerie.* A Lyon, Marseille et autres villes, on a dû abandonner le traitement de la tuberculose sous ses formes les plus variées par la lymphe Koch, à cause de son absolue inefficacité. On peut dire de cette lymphe que, jusqu'à ce jour, grâce à un tambourinage officiel en règle, elle a fait plus de bruit que d'effet. En Allemagne, les résultats sont aussi négatifs qu'en France ; des malades sont morts quelques heures après une injection ; d'autres ont perdu tous leurs cheveux ; enfin, des malades qui se croyaient guéris d'une ancienne affection ont vu les symptômes aigus renaître après une injection ; on a même constaté que la *Kochine* produisait de la folie spontanée. Après d'aussi déplorables résultats, la *Kochine* serait mieux nommée *Kokine*.

Pleurésie (Inflammation de l'enveloppe des poumons, la plèvre). — Cette affection peut être aiguë ou chronique ; elle peut être consécutive à la *pneumonie*, à une inflammation du péricarde, du foie, à une fièvre, à un rhumatisme, etc., et passe par trois périodes : *d'invasion, de réaction, d'épanchement*. Causée par un liquide épanché qui refoule les organes voisins, la pleurésie cause une douleur vive dans le côté gauche *(point pleurétique)*, avec difficulté de respirer. La toux, qui est sèche et très pénible, ne donne pas d'expectoration ou très peu ; les malades ne peuvent rester couchés sur le côté gauche. Traitement : si l'épanchement est considérable, il est prudent de recourir à la ponction (thoracoentèse), topiques de Milan, sangsues ou ventouses scarifiées. Donner *hydroferrocyanate de quinine*, *colchicine* et *cicutine* dans la première période ; joindre l'*aconitine* dans la seconde ; l'*ars. de strychnine* et la *digitaline* dans la troisième ; sedlitz le matin.

Pneumonie *ou fluxion de poitrine* (inflammation du tissu pulmonaire). — Si l'inflammation frappe un seul poumon, c'est une *mono-pneumonie* ; si elle s'étend à la plèvre, c'est une *pleuro-pneumonie*. L'inflammation peut frapper une partie quelconque du poumon. La *pneumonie*, généralement aiguë, est franche, catarrhale, lobulaire, rarement chronique. Lorsque l'inflammation envahit les deux poumons à la fois, on dit la *pneumonie double*. Traitement : topiques de Milan, ventouses, sedlitz à dose laxative ; *aconitine*, *digitaline* et *sulfate de strychnine ;* un granule de chaque toutes les demi-heures jusqu'à effet.

Prostatite. — Je parle ici, dans cette nouvelle édition, de la prostatite, parce que c'est une affection très commune, chez les vieillards surtout, qui doivent à la *prostate* toutes leurs infirmités du côté des organes génitaux urinaires.

La *prostate,* glande impaire, en grappe, n'appartient qu'à l'homme, ce n'est donc pas le cas de dire que *tout ce que la nature a fait est bien fait,* sachant que cette glande n'existe chez aucun autre animal, qu'elle est non seulement inutile, mais qu'elle met la vie de l'homme en danger. Cette glande entoure le canal de l'urètre vers les parties qui correspondent au col de la vessie ; son volume est très variable et sa forme peut être comparée à une châtaigne. Les maladies de la *prostate* sont nombreuses : *inflammation* (prostatite), *atrophie*, *hypertrophie*, *ulcère*, *cancer*, *calculs*, etc. En comprimant ou déplaçant le canal de l'urètre, la *prostate* cause la *rétention* ou l'*incontinence* d'urine ; c'est à cette dernière cause surtout qu'il faut attribuer la fréquence avec laquelle urinent les vieillards. Les causes de la *prostatite* sont nombreuses, mais les plus communes sont les excès et les écoulements vénériens. C'est une affection très douloureuse, causant des lancées dans le périnée, vers l'anus. La *prostatite* et les autres maladies qui frappent la prostate sont des plus difficiles à guérir. A l'état aigu, on peut la combattre avec succès par les bains de siège, l'eau de Vichy, le *benzoate de soude*, l'*hyosciamine*, le *bromhydrate de cicutine* et la *cocaïne*.

A l'état chronique, l'électricité (courants continus) a quelquefois une influence heureuse.

Prurit vulvaire. — Caractérisée par des démangeaisons intolérables qui s'étendent au vagin et à l'anus, cette pénible affection frappe les femmes depuis 45 ans, c'est-à-dire vers l'âge critique. Quelquefois, l'affection est liée au diabète, à une affection de la peau, à l'érysipèle, etc. Nous avons soigné des dames, d'un âge avancé, qui avaient essayé les moyens allopathiques ; sans trêve, ni le jour ni la nuit, ces malades se grattaient jusqu'au sang. Traitement : sedlitz, *ars. de soude*, *iodure de soufre*, *vératrine ;* un granule de chaque, 8 fois par jour ; bains sulfureux ou fomentations narcotiques.

Pyrosis. — Cette affection a beaucoup de ressemblance avec la *gastralgie* (voir ce mot à *maladies de l'estomac) ;* elle est caractérisée par une sensation de brûlure (d'où lui vient ce nom) le long du canal œsophagien, ainsi que dans l'estomac ; cette affection est douloureuse et gênante, à cause de la quantité de gaz qu'elle produit ; de plus, elle s'accompagne d'une constipation opiniâtre. Traitement : sedlitz le matin ; contre les douleurs : *cicutine, hyosciamine* et *sulfate de strychnine ;* un granule ensemble, 5 à 6 fois par jour ; *quassine* et *pepsine* aux repas.

Rougeole (fièvre éruptive). — Cette affection est

caractérisée par des taches rouges disséminées sur tout le corps ; elle est fréquente au printemps et en automne ; elle est éminemment contagieuse et fait son cours en trois périodes ; *invasion*, *éruption*, *desquamation* ; elle frappe plus particulièrement les enfants. L'éruption peut durer six jours et la chute de l'épiderme huit jours. La marche de la *rougeole* n'est pas toujours simple, elle se complique assez souvent d'angine, de bronchite ou de méningite (voir ces mots).

Traitement : Eviter le froid aux malades qui garderont le lit pendant toute la durée de l'affection, sedlitz le matin dans une infusion sucrée de bourache ; contre la fièvre qui dépasse souvent 40° c., donner un granule *d'hydroferrocyanate de quinine*, *d'aconitine* et *d'ars. de quinine* toutes les demi-heures. Le soir, 3 ou 4 granules de sel de Grégory. Dans la dernière période, donner le *sulfate de calcium* et *l'ars. de quinine* ; un granule, ensemble, toutes les heures (voir *fièvres*).

Roséole. — Assez souvent confondue avec la *rougeole*, elle s'en distingue par les caractères suivants : de nature éruptive, la *roséole*, par ses éruptions, offre peu de caractères différentiels avec ceux de la *rougeole*, l'éruption plus disséminée est aussi plus pâle, la fièvre surtout est moins forte et n'est jamais accompagnée de la toux, ni catarrhe. Sans gravité, les soins hygiéniques suffisent pour la faire disparaître. On peut donner : *aconitine* et *vératrine*, ensemble, toutes les heures. Le nom de *roséole* a aussi été donné à des accidents secondaires de la syphilis (voir les *Vices du Peuple*).

Spermatorrhée (voir *Vices du Peuple*).

Splénite (inflammation de la rate). — Affection caractérisée par des douleurs dans l'hypocondre gauche qui s'étendent à l'épaule ; par des vomissements et la constipation. Elle accompagne assez souvent les fièvres intermittentes ; elle se traduit enfin par l'hypertrophie de la rate. Traitement : *ars. strychnine et hyosciamine ;* un granule, ensemble, toutes les demi-heures ; 4 granules de quassine aux repas ; sedlitz le matin.

Scrofule (écrouelles, humeurs froides). — Les personnes aux formes empâtées, dont les glandes sont gonflées, indurées, sont des sujets scrofuleux , les adénites cervicales, souvent dangereuses se forment ; la carie des os et leur déformation se produisent ; enfin le rachitisme fait son évolution. Cette affection souvent héréditaire est généralement diathésique. Traitement : *phosphate de fer, chlorhydrophosphate de chaux, iodure d'ars.,* teinture d'iode ou pommade iodurée à l'extérieur.

Teigne. — Nom donné à toutes les maladies parasitaires du cuir chevelu. La plus grave est la teigne tonsurante, ainsi nommée à cause des plaques rondes que le parasite forme en détruisant les cheveux. Traitement local : eau de rose, 20 gr.; eau simple, 100 ; sulfate de fer, 5 ; plusieurs frictions par jour. Le sulfate de fer est le *remède secret* des sœurs de Narbonne.

Tétanos. — Affection très grave, caractérisée par la rigidité des muscles volontaires et par l'immobilité partielle ou générale du corps ; elle est *spontanée* et due au refroidissement, ou *traumatique*, à la suite d'une blessure quelconque, d'une piqûre, d'une opération, généralement aux extrémités. Traitement : Placer le malade dans une chambre obscure, froide et loin de tout bruit ; donner *chloral, atropine, camphre monobromé* et *picrotoxine ;* un granule des trois derniers dans une potion de chloral à 5 %, une cuillerée à café toutes les demi-heures.

Tœnia. — Ce ver cause des troubles profonds dans l'organisme, et sont très variables selon les sujets ; généralement ce sont des éblouissements, des maux d'estomac, des faiblesses, un appétit tantôt nul, tantôt exagéré, quelquefois inassouvi qu'éprouvent les malades. Traitement : de tous les remèdes, c'est le *tannate de pelétiérine* qui réussit de tuer le tœnia : vingt à soixante granules par jour ; ne pas manger la veille au soir ; deux heures après avoir pris les derniers granules, prendre 60 grammes d'huile de ricin. Le fruit du soaria est aussi un excellent tœnifuge, à la dose de 50 grammes, sous forme de pulpe ; ce remède réussit lorsque tous les autres ont échoué.

Tuberculose. — Dégénérescence *granuleuse* ou *tuberculeuse* des tissus par la présence d'un organisme microscopique (bacille ou microbe). Les poumons, le foie, la rate, les glandes, la méninge, etc., peuvent en être le siège (voir *phtisie, carreau, méningite).*

Des praticiens ont la manie de voir la tuberculose où elle n'est point. Dernièrement, j'eus occasion de visiter un client du Dr A..., réputé à Chaux-d-Foends, et ce malade, atteint d'un simple *hydrocèle*, était traité pour tuberculeux. C'est pousser un peu trop loin la complaisance. Décidément Koch fera faire beaucoup de progrès à la médecine en créant, pardon du néologisme, des tuberculomanes.

Typhlite et pérityphlite. — Ce sont les noms donnés à l'inflammation du *cœcum* et du tissu cellulaire qui l'entoure. Le cœcum est une partie du gros intestin qui se prolonge en cul-de-sac dans la région droite de l'abdomen (appendice du cœcum). Ce cul-de-sac est un danger permanent pour l'homme ; si un noyau, un pépin, des matières fécales pénètrent dans l'appendice du cœcum, ils y causent une inflammation et déterminent la perforation de cet organe, ce qui entraîne la mort du malade. Ce fut d'une pérityphlite accidentelle dont mourut le célèbre Gambetta.

Ces affections sont plus fréquentes qu'autrefois, et la femme, qui s'observe généralement mieux que l'homme, en est aussi atteinte.

L'inflammation du cœcum (typhlite) et de l'appendice iléo-cœcal (pérityphlite) est dénoncée par les symptômes suivants : constipation opiniâtre, douleurs viv s dans la fosse iliaque droite, tuméfaction circonscrite à la partie malade qui rend un son mat ; la toux et la pression redoublent les douleurs ; l'affection, qui peut finir par abcédation, peut déterminer une péritonite et la consomption. Au début : repos absolu ; à l'intérieur, *iodoforme, ars. de soude* et *chlorydrate de morphine ;* à l'extérieur, les cataplasmes, les sangsues, la pommade à l'onguent napolitain belladonné ; enfin, recourir au bistouri. Les personnes qui avalent le noyau des fruits s'exposent à contracter ces affections.

Ulcère.— Plaie suppurante avec perte de substance ; elle s'étend en largeur, surtout en profondeur. L'ulcère simple est dû à des coups, blessures, brûlures ; il dépend souvent d'une affection constitutionnelle (scrofule, cancer, anémie, érysipèle, diabète, etc.). Traitement : combattre la cause, pommade et bains appropriés ; *ars. de fer*, *iodure d'ars.* ; un granule, 7 à 8 fois par jour.

Varice. — Cette affection doit son nom à la dilatation accidentelle ou permanente d'une veine. Elle est accidentelle et fréquente pendant la grossesse. Les veines dilatées offrent des nodosités d'une grosseur variable, souvent en forme de chapelet, et ce sont les membres inférieurs qui en sont affectés. Cette affection gênante est très douloureuse ; souvent les parties malades s'indurent pour former des ulcérations dont la cure est difficile. La phlébite est un accident fréquent, consécutif à la varice.

Pour traiter cette affection, on a recommandé les bas compressifs, les cautérisations, l'injection au perchlorure de fer.

La dosimétrie recommande l'*aconitine*, la *digitaline* et le *bromhydrate de cicutine*, ainsi que des fomentations calmantes.

Varicocèle. — Tumeur formée par la dilatation des veines du scrotum et du cordon testiculaire.

Dès le début, faire usage du suspensoir ; plus tard, si l'affection s'aggrave, cautériser au chlorure de zinc ou faire des injections au perchlorure de fer.

Vers (chez les enfants). — Il arrive que des peletons de vers (oxyures, ascarides) se forment dans les intestins où ils occasionnent des troubles nerveux. Les enfants éprouvent ordinairement des démangeaisons à l'anus, au nez, à l'ombilic ; le teint du visage varie brusquement ; ils ont quelquefois des vomissements, des coliques, sont constipés, ont des évanouissements ; l'appétit est capricieux. Traitement : *santonine*, cinq à six granules par jour ; lavements d'assa-fœtida ; sedlitz le matin.

Vomissement. — Il est dû aux maladies de l'estomac : *gastrite*, *tumeur*, *indigestion ;* il est lié aux fièvres éruptives dès le début ; il a pour causes : la grossesse et les empoisonnements, etc. (Voir aux *accidents.)*

Le vomissement est produit par les contractions des muscles de l'abdomen, de l'estomac, du diaphragme, de l'œsophage. Traitement : On donne *ars. de strychnine*, *hyosciamine*, *morphine* et *quassine ;* un granule, sept à huit fois par jour.

Yeux (maladie des). — Les affections qui frappent les yeux sont nombreuses ; elles sont liées à la *syphilis*, au *rhumatisme*, à la *scrofulose*, aux maladies *éruptives*, etc. Nous avons guéri beaucoup de cas d'*ophthalmie*, d'*iritis*, de *kératite*, etc. Nous avons sauvé la vue à plusieurs sujets qui avaient inutilement suivi un traitement à Lausanne et à l'hôpital de Berne. Nous avons même deux cas remarquables où les spécialistes voulaient absolument enlever l'œil des malades ; en évitant cette mutilation, nous avons pu guérir radicalement les patients. Nous reconnaissons aux spécialistes oculistes un talent et une compétence incontestables ; nous reconnaissons qu'ils ont l'habitude et la main exercée pour manier des instruments délicats, mais, comme tous les spécialistes, ils voient le besoin d'opérer quand c'est inutile, même dangereux. Il y a quelques années, une comtesse russe se présentait à l'hôpital de Lausanne, elle y voyait à peine pour se conduire. Vingt-quatre heures après son entrée, elle était aveugle pour toujours. Vingt cures heureuses ne réparent pas la faute d'avoir frappé un malade de cécité. La DOSIMÉTRIE obtient des succès merveilleux : pour l'opération de la cataracte, elle donne l'*hyosciamine ;* contre l'*ophtalmie rhumatismale*, elle donne : *daturine, digitaline, salicylate de soude, ars. de caféine* et de *quinine ;* dans les ulcérations ou inflammations : lotions et pommades appropriées ; contre l'*ophtalmie* et la *blépharite* dues à la scrofulose : *ars. de fer et de soude, iodure de soufre, chlorhydrophosphate de chaux ;* contre la *diplopie* (trouble de la vision qui fait voir les objets doubles) : *caféine* et *acide phosphorique*. Toutes les semaines nous voyons des sujets qui ont subi des mutilations inutiles.

Les maladies que nous venons de passer en revue sont les plus communes et parmi elles sont les plus graves. Quelques-unes, comme le *diabète*, l'*abuminurie*, le *rhumatisme* et la *phtisie*, etc., ne sont pas reconnaissables par des signes extérieurs dès le début, et quand les symptômes sont sérieux, le mal est arrivé à son degré ultime, à sa dernière période, ce que l'analyse des urines et des crachats eût pu éviter en dénonçant, dès le début, la véritable nature de ces affections pour lesquelles cette analyse est indispensable, en songeant que, grâce à elle, on pourra guérir ces terribles maladies.

DES ACCIDENTS

Alopécie (chute des cheveux). — La chute des cheveux s'opère généralement pendant la vieillesse ; il arrive aussi que la *scrofule*, la *teigne*, la *syphilis*, la fièvre *typhoïde*, la frayeur, l'excès de travail de l'esprit, causent ce phénomène. La pommade suivante, en beaucoup de cas, a donné de bons résultats, en frictions, matin et soir :

Moelle de bœuf	30	gram.
Extrait de jaborandi	2	—
Baume noir du Pérou	2	—
Rhum	5	—
Acétate de plomb crist	50	centigr.
Teinture de cantharide	15	gouttes.
— de girofle	10	—
— de cannelle	10	—

Brûlures. — Faire des frictions sur les parties atteintes avec liniment *oléo-calcaire*, composé de :

Eau de chaux	20	gram.
Huile d'amandes douces	15	—
Extrait d'opium	25	centigr.
Eau de rose	10	gram.
Glycérine	250	—

Lotionner les parties malades et y appliquer des compresses. On a recommandé, comme efficace, dans les brûlures graves, de faire baigner les organes brûlés dans une infusion faite de deux poignées de la seconde peau du tilleul pour dix litres d'eau ; on a aussi remarqué que le jet d'un siphon d'eau de seltz fait beaucoup de bien. S'il y a de la fièvre, prendre *aconitine* et *vératrine*, un granule ensemble toutes les demi-heures. Dans beaucoup de cas, on s'est très bien trouvé de l'application d'une vessie remplie de glace sur la tête. Contre les brûlures superficielles, la glycérine est un excellent remède.

Contusions *à la tête.* — Les coups à la tête sont toujours graves à cause de l'ébranlement qu'ils peuvent communiquer au cerveau. Dans ces cas, faire des frictions avec un mélange d'eau et de teinture d'arnica à 10 % ; appliquer un topique de Milan sur le cou et donner *ars. de caféine* et *cocaïne ;* un granule ensemble, sept à huit fois par jour.

Coupures. — Si la blessure est légère, on appliquera un morceau d'amadou qu'on laissera plusieurs jours sans y toucher. Si le sang jaillit avec force, on rapprochera autant que possible les deux bords de la plaie après l'avoir soigneusement essuyée avec une éponge ou un linge fin ; on imbibera de *perchlorure de fer* à 30° un tampon d'ouate dont on recouvrira la plaie et l'on bandera avec une bande de toile en serrant modérément. Si, après quelques jours, il survient de l'inflammation et de la supuration, on lavera les parties malades avec du *baume de Fioraventi* plusieurs fois par jour.

Cors *aux pieds.* — Le meilleur moyen de faire disparaître les cors consiste à les couper aussi près que possible de la racine, sans les faire saigner, et deux fois par jour on frictionne les parties avec un liège imbibé de *teinture d'iode.* Le bouchon qui ferme le flacon peut servir à cet usage. Le cor le plus enraciné est rapidement détruit et sans aucune douleur. Ce traitement a toujours réussi à l'auteur.

Corps étrangers *dans l'oreille.* — Il arrive assez souvent que des corps étrangers, des insectes, s'introduisent dans l'oreille où ils occasionnent des douleurs très vives. Si le corps est inerte, il faut, si on peut l'apercevoir, essayer de le saisir, avec précaution, à l'aide de petites pinces ; dans le cas contraire, introduire dans l'oreille un petit tampon d'ouate fixé à l'extrémité d'un morceau de bois, ou un pinceau trempé dans une solution épaisse de gomme arabique. Quand la gomme est sèche, on retire l'instrument auquel adhère le corps étranger. S'il s'agit d'un insecte, on fait pencher la tête du côté opposé et l'on verse dans l'oreille quelques gouttes d'huile qui asphyxie l'animal et arrête instantanément les douleurs. (Voir *maladies de l'oreille.*)

Dentition. — Une époque critique pour les enfants est celle de la première dentition. C'est généralement pendant ce pénible travail qu'apparaissent ces crises nerveuses appelées *convulsions.* (Voir *éclampsie.*) Faire, plusieurs fois par jour, des frictions sur les gencives tuméfiées avec un peu de ce liniment :

Chloroforme........................	1 gram.
Teinture de safran.................	1 —
Glycérine..........................	30 —

Dans les cas graves, inciser les gencives. Donner, le soir, aux petits malades, une cuillerée à café de sirop à base de chloral ; donner du sedlitz le matin, s'il y a constipation ; s'il y a diarrhée au contraire persistante, donner de la tisane de riz ; contre la fièvre donner quelques granules d'*hydroferrocyanate de quinine*.

Dents (carie des dents). — Imbibez un petit tampon de ouate dans un mélange fait de *chloral,* 5 gram., *camphre*, 5 gram. et *chlorhydrate de cocaïne*, 1 gram., et remplir la cavité dentaire après avoir eu soin de la nettoyer.

Empoisonnement. — Quand on est en présence d'une personne empoisonnée, il faut la faire vomir, excepté lorsque l'accident est dû à un acide, dans ce cas, vider l'estomac à l'aide de la pompe ; la nature de l'empoisonnement étant connue, donner, le plus tôt possible, l'antidote convenable.

Formule d'un contre-poison officinal multiple :

1° Solution de sulfate ferrique densité 1,45.	100 gr.
2° Eau commune..........................	80 —
Magnésie calcinée.......................	40 —
Charbon animal pulvérisé................	89 —

Conserver séparément, d'une part, la solution ferrique ; d'autre part, la magnésie et le charbon animal dans un flacon, avec l'eau. Au moment du besoin, verser dans le flacon la solution ferrique et agiter fortement. Administrer le mélange, coup sur coup, par doses de 50 à 100 grammes, dans les empoisonnements par l'arsenic, les sels de cuivre, de zinc, l'émétique, les sels de morphine, de strychnine, la digitaline, l'eau de javelle, etc.

Engelures. — Si elles ne sont pas ulcérées, on les frictionne avec de l'alcool camphré, plusieurs fois par jour. Quand elles sont ulcérées, on emploie le baume de Fioraventi.

Epidémie.— Les meilleurs désinfectants sont le chlore, l'alcool thymique qui possède une odeur suave ; on s'en lave la figure, les mains et tout le corps ; une cuillerée à café, dans un verre d'eau, forme une eau de toilette excellente, aussi désinfectante que l'acide phénique ; on en répand sur les planchers et dans tous les lieux infectés ; dans les cas de fièvres contagieuses il est d'une réelle efficacité ; l'éther azotique (azotite d'éthyle) et l'eucalyptol sont aussi des désinfectants énergiques.

(Voïr *liqueur antimicrobienne.*)

Entorses (foulures). — On emploie avec succès le massage, puis l'immobilisation de l'articulation malade; faire des frictions et des compresses avec le mélange suivant : pour un demi-litre d'eau ordinaire, ajouter une cuillerée à soupe de sel de cuisine, cinq cuillerées d'eau de Cologne, une cuillerée d'extrait de saturne et un verre d'eau-de-vie.

Evanouissement. — Placer la personne évanouie sur le dos, la tête haute, dans un lieu bien aéré, la débarrasser de ses habits, lui desserrer la mâchoire, lui jeter sur la face de l'eau froide légèrement vinaigrée et approcher du nez un flacon d'ammoniaque ou de sel d'Angleterre ; frictionner la poitrine avec de l'eau de Cologne. En cas de crises nerveuses, employer les mêmes moyens, sauf l'ammoniaque que l'on remplacera par l'éther, et mieux, par le nitrite d'amyle ou l'iodure d'éthyle.

Gerçures *du sein.* — Lorsque le sein des nourrices se gerce à la suite d'une mauvaise conformation, d'une succion ou d'une pression trop fortes il faut recouvrir le mamelon d'un bout de sein artificiel protecteur et faire des frictions, sur les crevasses, avec un peu d'huile pure de jaunes d'œufs que tout le monde peut préparer.

Epistaxis (saignement de nez). — Faire tenir les bras en l'air ; appliquer de l'eau froide, de la glace sur la tête et le cou. Faire priser en guise de tabac, de la poudre d'alun ou d'acide tannique ; en cas d'insuccès, tamponner au perchlorure de fer.

Ivresse. — En perdant l'usage de la raison, l'ivrogne n'a de respect ni pour lui ni pour les siens ; ses propos sont obcènes ; il est une source de scandale et n'est plus responsable de ses actes ; il peut commettre des crimes qui le conduiront en prison ; enfin, il oublie les devoirs les plus sacrés, ceux de la famille.

Contre la funeste passion des buveurs, on vante l'efficacité plus ou moins contestable de préparations secrètes vendues à un prix élevé. L'infusion qui paraît réussir assez souvent est celle du liquide, dont on veut priver le buveur, sur des peaux d'anguilles de rivière; plus l'infusion est forte et plus aussi l'effet du remède est rapide. Cette infusion doit être faite à froid.

Donner de l'eau salée ou quelques gouttes d'ammoniaque anisée dans un verre d'eau sucrée. Contre le délire des buveurs, donner *ars. strychnine, digitaline* et *hydrastine ;* un granule de chaque de demi-heure en demi-heure.

Morsures et piqûres. — Quand on est mordu et piqué, il faut élargir la blessure ; on comprime les parties voisines et l'on suce la plaie pour enlever le virus que l'on crache aussitôt. Lorsque la blessure a saigné convenablement, on la lave avec de l'alcali étendu d'eau, une solution de nitrate d'argent, du perchlorure de fer, ou, mieux encore, on la cautérise avec un fer chauffé à blanc.

Voici un Questionnaire que consulteront les malades avant de m'écrire.

QUESTIONNAIRE

1. Quels sont vos noms et domicile ?
2. Quels sont votre âge et votre profession ? Êtes-vous marié ?
3. Avez-vous une affection héréditaire ?
4. Y a-t-il eu, dans votre famille, une maladie quelconque ?
5. Quel est votre état général ?
6. Quels sont votre tempérament et votre caractère ?
7. Votre constitution est-elle bonne ?
8. Avez-vous souffert de la poitrine ? — Toussez-vous, et si vous toussez, quelle est la nature des crachats ?
9. Avez-vous fait des excès ? de quelle sorte ? et pendant combien de temps ?
10. La digestion se fait-elle bien ? Avez-vous de l'appétit ?
11. Avez-vous la bouche pâteuse et sèche ? Éprouvez-vous des envies de vomir ? Avez-vous la langue chargée ou rouge ? Avez-vous soif ?
12. Avez-vous des douleurs, et dans quelles parties du corps ?
13. Avez-vous des crampes, des palpitations, de l'oppression ?
14. Éprouvez-vous une sensation de brûlure dans le creux de l'estomac, et depuis quand ?

15. Êtes-vous généralement constipé ? avez-vous la diarrhée ? faites-vous du sang ?
16. Avez-vous eu des chagrins ? avez-vous souffert de privations ou d'excès de travail ?
17. Quel est votre régime ordinaire ?
18. Éprouvez-vous des bourdonnements d'oreilles, des éblouissements ? avez-vous eu des évanouissements ?
19. Avez-vous contracté des affections de mauvaise nature ?
20. Éprouvez - vous de la difficulté à uriner ? vos urines sont-elles chargées ? ont-elles mauvaise odeur ? sont-elles rouges et laissent-elles, par le repos, un dépôt au fond du vase ?
21. Avez-vous des pertes la nuit, sont-elles accompagnées de sueur ?
22. Êtes-vous pâle, ou avez-vous le sang à la tête ?
23. Vous êtes-vous livré à l'onanisme, et pendant combien de temps ?
24. Avez-vous l'habitude de commettre des fraudes pendant l'acte de la génération dans le but d'éluder les charges de la paternité ? (Lire les *Vices du peuple.*)
25. Dormez-vous bien ?
26. Avez-vous pris et prenez-vous encore des médicaments, et de quelle espèce ?
27. Depuis combien de temps vous soignez-vous, et comment a débuté la maladie ?
28. Quel nom les médecins ont-ils donné à votre affection ?

29. Avez-vous fait usage de purgatifs ? Quels effets ont-ils produits ?
30. Si vous avez des observations particulières à me faire, faites-les clairement et aussi complètes que possible !
31. Toutes ces questions s'adressent aussi bien aux dames qu'aux hommes, seulement celles-là auront le soin de me renseigner sur leurs époques, sans oublier leurs excès les plus secrets, la discrétion la plus absolue leur étant assurée.

Pour éviter des frais de port et gagner du temps, les malades, aux différentes questions, n'auront qu'à répondre simplement et clairement. Une seule correspondance sera ainsi suffisante pour m'éclairer sur la nature de l'affection, que je pourrai traiter sans hésitation, avec la DISCRÉTION LA PLUS ABSOLUE.

Dr BOUGLÉ,
Aux Brenets (Suisse).

Chambéry. — Imprimerie MÉNARD, rue Juiverie, Hôtel d'Allinges.

EN PRÉPARATION :

DE LA LIBERTÉ DE CONSCIENCE

DES RELIGIONS

ET

de la Franc-Maçonnerie.

Cet ouvrage fort curieux aura certainement un grand succès ; il initiera le public aux mystères qu'il ne comprend pas parce qu'on lui en a toujours caché les figures symboliques.

EN PREPARATION :

DE LA LIBERTÉ DE CONSCIENCE

DES RELIGIONS

ET

de la Franc-Maçonnerie.

Cet ouvrage fort curieux aura certainement un grand succès ; il initiera le public aux mystères qu'il ne comprend pas parce qu'on lui en a toujours caché les figures symboliques.

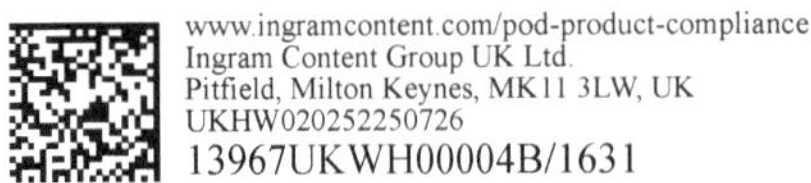
www.ingramcontent.com/pod-product-compliance
Ingram Content Group UK Ltd.
Pitfield, Milton Keynes, MK11 3LW, UK
UKHW020252250726
13967UKWH00004B/1631

9 782011 286321